Anne Kahlisch

Tiergestützte Therapie

in Senioren- und Pflegeheimen

Konrad-Zuse-Straße 3
D-54552 Nerdlen/Daun
Telefon: 06592 957389-0
www.kynos-verlag.de

Grafik & Layout: Kynos Verlag

Gedruckt in Lettland

ISBN 978-3-95464-304-2

Vollständig überarbeitete und erweiterte Neuauflage des Werks mit dem gleichen Titel,
erstmals erschienen 2015 mit der ISBN 978-3-95464-035-5

Bildnachweis:

Adobe Stock:	Titelfoto: Kalim/stock.adobe.com, S. 178: leezsnow/stock.adobe.com
Alzheimergesellschaft:	S. 108
Blümel, Andreas:	S. 99, 113 o., 121 li., 125 li., 131 o., 135 u., 137 o., 139, 149, 151 o., 158, 182, 191 o., 198
Brüll, Lisa-Christine:	S. 6
Dähne, Robert:	S. 7, 25, 125 re., 127, 141 o., 151 u., 155 u., 161 o., 163 li., 165 o., 167 li. u. + re., 169 re., 171, 173, 175 o. + li., 177 o., 186, 197, 199
Ernl / Kusserow:	S. 201
Illgen, Andrea:	S. 86, 119 li. o.
Liebstes Lottchen / Lindemann:	S. 83 mi., 201 o.
Markgraf, Anne:	S. 68, 71, 83 li. + re., 89, 100, 113 u., 119 o. re. + un., 121 re., 123 re., 129 o., 131 u., 135 o., 137 u., 141 u., 153, 161 u., 163 re., 165 u., 166, 167 li. o., 169 li., 175 re., 177 u., 187, 188, 191 u., 192, 194, 198 u.
Markgraf, Ines:	S. 133
Neumann, Nancy:	S. 88 o., 119 o. mi., 129 u., 181
Richter, Swantje:	S. 95
Röber, Anna:	S. 198 mi.
Rogalski, Simone:	S. 180
Rugen, Annika:	S. 143
Schwiegerhausen, Martin:	S. 123 li.
Stenzel, Manja:	S. 88 u.
Uebe, Julia:	S. 159

Inhaltsverzeichnis

Alle hier im Buch enthaltenen Formulare finden Sie unter:
https://www.hundebuchshop.com/nextshopcms/
Downloadbereich-Tiergestuetzte-Therapie-Senioren-
Pflegeheim.htm

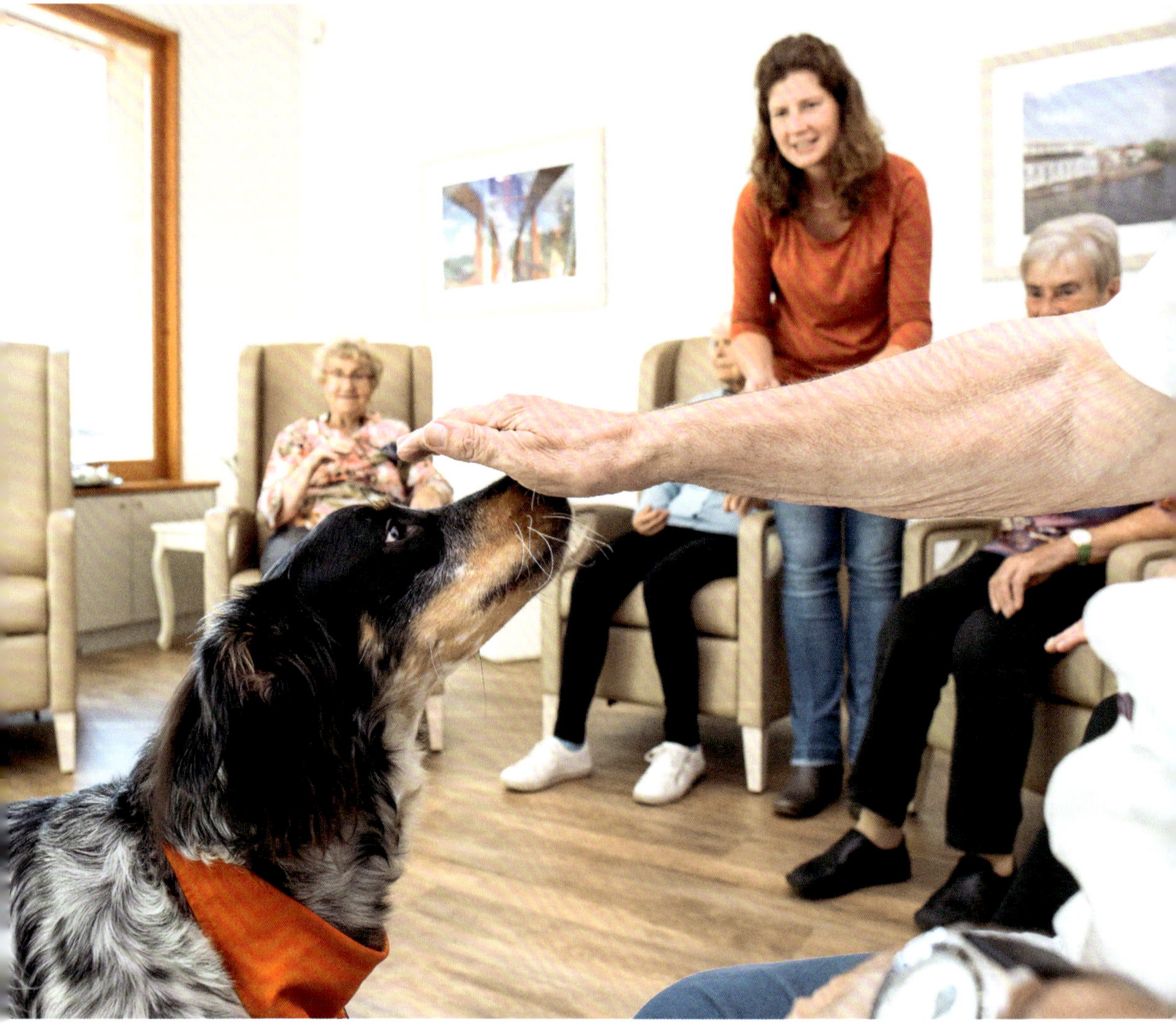

Geleitwort

Wer kennt es nicht, das Bild von der alten, alleinstehenden Frau, die ruhig auf einer Bank in der Sonne sitzt und ihren „kleinen Liebling" im Arm hält, den Spitz oder Dackel, wie sie ihn liebkost, sein Fell ruhig streichelt oder mit ihm fürsorglich spricht. Oder den älteren, alleinstehenden Herrn, der im Park mit seinem Hund spaziert. Er wird auf ihn angesprochen, er kann Signale geben oder er genießt die frische Luft und den Anblick, wie das Tier im Park spielt.

Dann kommen der Mann und die Frau auf Grund einer Erkrankung in ein Pflegeheim und können ihre Lieblinge nicht mitnehmen. Es gibt Hygienevorschriften. Wer soll sich um die Tiere kümmern? Das schaffen doch die „alten Leute" nicht mehr. Mitarbeiter und Angehörige haben Bedenken, ein Wellensittich würde noch gehen, aber ein Hund?

Die Frau und der Mann verstummen, werden traurig, wütend und lebensmüde. Ihnen wurde ein Lebensmittelpunkt weggenommen, eine Aufgabe, ein sozialer Partner. Ihre gewohnte Welt bricht zusammen.

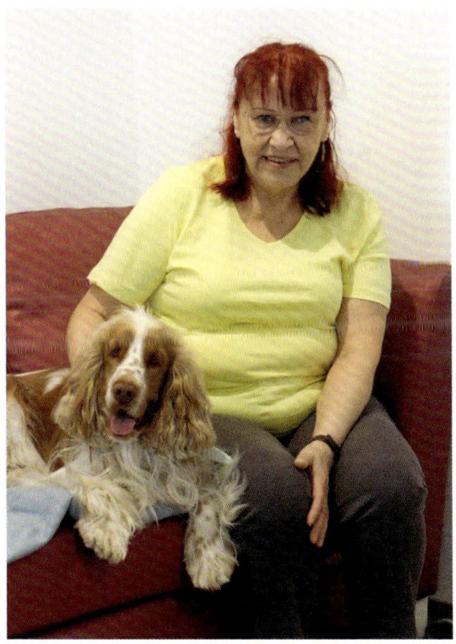

Kuscheln mit dem Besuchshund weckt Erinnerungen an die eigene frühere Tierhaltung.

Diese Geschichte ist immer noch Alltag in deutschen Altenheimen. Es gibt Hunderte von Qualitätsansprüchen zum Wohlbefinden alter Menschen, Pflegemodelle, Leitbilder, schöne Prospekte. Es gibt Ansichten von Angehörigen, wie diese Einrichtungen nach ihren Vorstellungen sein sollen. Viele dieser Ansichten orientieren sich aber immer noch an den Gedanken eines sauberen Krankenhauses, hygienisch, glänzend, modern. Es gelten auch Hunderte Gesetze und Vorschriften für die Altenpflege, die künstliche Welten für die alten Menschen schaffen, die oft aber Normalität und häuslichen Alltag, Selbstbestimmung und Individualität nicht zulassen. Vielleicht bekommt der Mann noch einen Spielzeughund mit Kunstfaserfell, der den Kopf stupide bewegt, aber keine Emotionen zeigt.

Wenige hatten in der Vergangenheit den Mut, diese künstlichen Welten zu verlassen und ein wirkliches Zuhause zu schaffen, doch die Zeiten ändern sich und neue Wege zeichnen sich ab. Einer dieser Wege ist das Zulassen von Tieren im Altenheim und die Einbeziehung in die Betreuung und Pflege.

Ein Hund darf zu der bettlägerigen Frau auf die Decke, sie schaut, nimmt ihre Hand, die sie sonst so gut wie gar nicht mehr bewegt hat, fühlt das weiche Fell und strahlt über das ganze Gesicht. Sie streichelt ihn mit der Hand und erinnert sich, wie sie immer mit ihrem Hund unterwegs war, die Bilder kommen wieder. Es geschieht für diesen Moment normaler Alltag, wie die alte Dame ihn lange genossen hat. Wenn das Hund-Mensch-Team wiederkommt, dann will auch die Pflegekraft wieder dabei sein, denn sie ist überwältigt von der Reaktion der Bewohnerin und freut sich mit ihr.

Acht von zehn Deutschen (80,5 %) wollen laut einer Umfrage eines Bremer Marktforschungsinstitutes gerne in Heime ziehen, in der Heimtierhaltung erlaubt ist. Tiere gehören in unserer Gesellschaft zum normalen Alltag. Besonders für alte Menschen sind sie oft sehr wichtig. Sie vermitteln einfach und ehrlich Nähe, Zärtlichkeit, Vertrautheit, Trost, Freude und Spaß. Tiere lassen die schweren Verluste und Einbußen für Augenblicke oder Stunden vergessen. Sie aktivieren und motivieren, sich mit dem Tier zu bewegen, sich kümmern zu können, gebraucht zu werden. Dieser für viele Menschen normale Alltag soll auch im Seniorenheim weiter bestehen.

Die Tiere lockern den Wohnbereichsalltag auf und bringen Leben ins Haus. Sie tragen dazu bei, Heime in Wohnformen zu verwandeln und nicht zu sterilen Versorgungseinrichtungen verkümmern zu lassen. Hier können sie, bei richtiger Anwendung, der Schlüssel zum Zugang zu alten Menschen werden. Somit fördern sie das Wohlbefinden und aktivieren vorhandene Ressourcen.

Die Tiere sind oft auch ein sehr einfacher Weg, sich die Welt von demenzkranken Heimbewohnern zu erschließen, ohne dabei ihre Defizite hervorzuheben, sondern vielmehr die Person anzuerkennen. Der Umgang mit Tieren macht Spaß, ist nicht künstlich und kann auf spielerische Weise noch vorhandene kognitive Kompetenzen fördern und erhalten.

Es ist jedoch sehr wichtig, mit geschulten Tieren zusammenzuarbeiten, mit qualifizierten Teams, Strategien und praktische Konzepte zu entwickeln.

Schnelle und ungeplante Umsetzung führt oft zu Misserfolgen für Mensch und Tier. Man muss zuerst Mitarbeiter, Angehörige und andere an der Betreuung beteiligte Personen einbeziehen, sie zur Arbeit mit Tieren überzeugen.

Um Tiere als Unterstützung für die Therapie und Aktivierung einzusetzen, müssen bestimmte Regeln eingehalten und gut durchdachte Übungen angewendet werden. Hierbei gilt es, eng mit den Besuchsteams qualitätsorientiert zusammenzuarbeiten. Wichtig sind der Austausch und der Mut, neue Wege zu gehen. Oft macht man die Erfahrung, dass der demente Bewohner, der früher nie mit Tieren zu tun hatte, jetzt sehr viel Spaß hat und eigenständig Kontakt zum Tier knüpft. Es gilt, die feinen Antennen auszufahren und abzutasten, was wie weit, mit wem möglich ist und mit welchen Übungen man Erfolgserlebnisse erreicht.

Dieses Buch erläutert Grundsätze tiergestützter Einsätze in Senioren- und Pflegeheimen, wichtige einzuhaltende Regeln und praktische Beispiele der Durchführung. Somit ist es ein guter Baustein, um einen der erfolgreichen neuen Wege in der Betreuung alter Menschen zu gehen. Es ist ein Beitrag, mehr Wohlbefinden und Häuslichkeit in die Einrichtungen einziehen zu lassen und sich an den Bedürfnissen und Gewohnheiten der alten Menschen zu orientieren.

Toralf Heider

Fachkraft für gerontopsychiatrische Pflege und Betreuung, Qualitätsmanager

Einleitung

Immer häufiger hört man von Hunden, die in Einrichtungen des Gesundheitswesens eingesetzt werden. Das schrieb ich vor 15 Jahren, als ich an der Erstausgabe dieses Buches saß. Mittlerweile sind Tiere in vielen Einrichtungen des Gesundheitswesens glücklicherweise etwas „Normales" geworden. Dennoch tun sich gerade zum Beginn der Einsätze als Hund-Mensch-Team sowohl bei den besuchten Einrichtungen als auch bei den an dieser Arbeit interessierten Hundehaltern immer noch viele Fragen auf, wenn Hunde in Senioren- und Pflegeheimen, Krankenhäusern und Rehabilitationskliniken Einzug halten: Was bewirken die Tiere bei den Besuchten? Wird nur gestreichelt? Ist es nicht gefährlich? Kann Hygiene dann noch gewährleistet werden? Kann jeder Hundehalter mit seinem Hund so etwas machen? Macht es dem Hund überhaupt Spaß? Kann es vielleicht ein Hund von unserem Personal sein, der eingesetzt werden könnte?

Dieses Buch soll bereits aktiven ehrenamtlichen oder beruflichen Hund-Mensch-Teams, aber auch interessierten, noch nicht tätigen Hundehaltern praktische Informationen und neue Anregungen für ihre Besuche bieten. Da ein Großteil der Hundebesuche in Senioreneinrichtungen stattfindet, wird in diesem Buch an entsprechenden Stellen auf das Krankheitsbild der in den Seniorenheimen oft vorkommenden Demenz eingegangen.

Im ersten Teil sollen Antworten auf die oben genannten Fragen gegeben werden. Denn wenn einige Grundvoraussetzungen erfüllt sind, kann der schwanzwedelnde, hechelnde Co-Therapeut seinen Besuchten helfen, ihre Einsamkeit und Isolation zu verringern, sie zu Bewegung anregen, ihnen zuhören, ihnen Nähe geben und zur Kommunikation anstoßen.

Der zweite Teil widmet sich dreißig abwechslungsreichen, leicht nachvollziehbaren Beschäftigungsideen für die Besuche in den Einrichtungen. Dabei war es mir wichtig, dass davon auch gut zwei Drittel der Ideen ohne aktiven oder anwesenden Hund umgesetzt werden können, aber dennoch einen Hundebezug haben.

Dieses Buch ist in Kooperation mit Fachleuten verschiedener Bereiche entstanden. Es soll dazu beitragen, dass die (ehrenamtlichen) Besuche durch Hund-Mensch-Teams in Einrichtungen methodisch durchdacht sind und abwechslungsreichen, fördernden Spaß für Hund, Besitzer sowie Besuchten bedeuten!

Natürlich hat sich im Laufe der letzten 15 Jahre im Bereich der Tiergestützten Interventionen sehr viel getan und vieles hat sich zum Positiven weiterentwickelt. Es gibt genauere Standards durch die Dachorganisationen, der Hund als gleichberechtigter Teampartner rückt näher in den Fokus und auch die Bandbreite an Fachliteratur ist deutlich umfangreicher geworden. So habe ich natürlich auch die Chance der Neuauflage dieses Buches genutzt, um zu aktualisieren und neue Kapitel zu ergänzen. Insbesondere das dritte Kapitel „Teampartner Hund“ ist eine Herzensangelegenheit von mir. Lesern, die bereits die ursprüngliche Ausgabe dieses Buches kennen, wird auch auffallen, dass einige Bilder der Erstausgabe in das achte Kapitel gerutscht sind. „Ja zu Fehlern“ ist mein zweites Herzenskapitel in diesem Buch – beim Lesen wird sicher klar werden, warum das so ist.

Und der Rest? Ist natürlich genauso wichtig und mit genauso viel Engagement und Rückgriff auf mein Wissen aus der Tiergestützten Intervention und Einsätzen sowie Beratungstätigkeit in der Altenhilfe entstanden.

Eigentlich ist es ein neues Buch geworden! Damit möchte ich wie in der Erstausgabe inspirieren zum Ausprobieren, Mutigsein, Reflektieren und Sich-Weiterentwickeln. Es soll animieren, vorhandene Wege auszubauen und neue zu erkunden – alles im Rahmen der Fachlichkeit und einer fairen Zusammenarbeit mit dem Teampartner Hund in einem so wichtigen und bereicherndem Einsatzfeld.

Im Folgenden wird zu Gunsten der besseren Lesbarkeit die maskuline Personenbezeichnung benutzt. Diese ist als geschlechts- und wertneutral zu betrachten. Ebenso wird für eine bessere Lesbarkeit von „Besuchten“ geschrieben, damit sollen sämtliche Personengruppen aus Einrichtungen des Gesundheitswesens erfasst sein (Senioren, physisch oder psychisch eingeschränkte Personen und Rehabilitationspatienten). Zudem schreibe ich nur noch von Senioreneinrichtungen, was alle Einrichtungen des Gesundheitswesens mit einschließen soll.

Nun wünsche ich Ihnen viel Spaß mit diesem Buch, welches sehr persönlich geworden ist. Begleiten Sie mich auf eine Reise in meine Welt der Tiergestützten Intervention und packen Sie das in Ihren tiergestützten Rucksack, was Sie noch benötigen. Was Sie schon haben, lassen Sie einfach am Wegesrand stehen, und wenn Ihnen etwas komisch vorkommt, sollten Sie gerne hinterfragen und (über Sekundärliteratur) Abzweige nehmen, sodass Sie Ihren ganz eigenen persönlichen Tiergestützten Weg für Ihren Hund und sich finden.

Für diesen Weg wünsche ich Ihnen viele tolle Momente im Einsatz, Durchhaltevermögen, wenn es mal kompliziert wird und immer diesen gewissen Zauber, den die Tiergestützte Intervention auf alle Beteiligten ausübt!

Anne Markgraf geb. Kahlisch

1. Einführende Überlegungen zu tiergestützten Interventionen

„Einen Hund kümmern keine teuren Autos, große Häuser oder Designer-Klamotten. Ein durchnässter Stock reicht aus. Einen Hund kümmert es nicht, ob du arm oder reich bist (...). Gib ihm dein Herz und er gibt dir seins."
(John Grogan)

Der Einsatz von Hunden in Einrichtungen des Gesundheitswesens beinhaltet gerade dieses große Potenzial des Zitates. Denn der Hundebesitzer kann mit dem Hund als ergänzendem Co-Therapeuten leichter in eine Kommunikation und Aktivität mit dem Besuchten kommen. Die Grenzen liegen hier in der Instrumentalisierung des Tieres und dem Missbrauch des Hundes als Therapieersatz (siehe Kapitel 3). Nachfolgend sollen kurz einige Grundlagen der Tiergestützten Intervention erörtert werden. Zum vertiefenden Nachlesen empfiehlt sich eine im Literaturverzeichnis unter „Basisliteratur" angegebene Publikation, denn das hier ist ein Praxisbuch, welches sich nur im begrenzten Maße den wissenschaftlichen Grundlagen widmen kann.

Definition Tiergestützte Fördermaßnahmen und Therapie

Mittlerweile gibt es unterschiedliche Definitionsansätze zur Tiergestützten Intervention. Blesch *(2020, S. 2)* schreibt dazu: „Unter tiergestützter Therapie versteht man alle Maßnahmen, bei denen durch den gezielten Einsatz eines Tieres positive Auswirkungen auf das Erleben und Verhalten von Menschen erzielt werden sollen." Das fasst kurz zusammen, was die IAHAIO als großer Dachverband 2014 in ihrem White Paper, mit der letzten Aktualisierung 2018 definiert, welche nachfolgend näher erörtert werden soll:

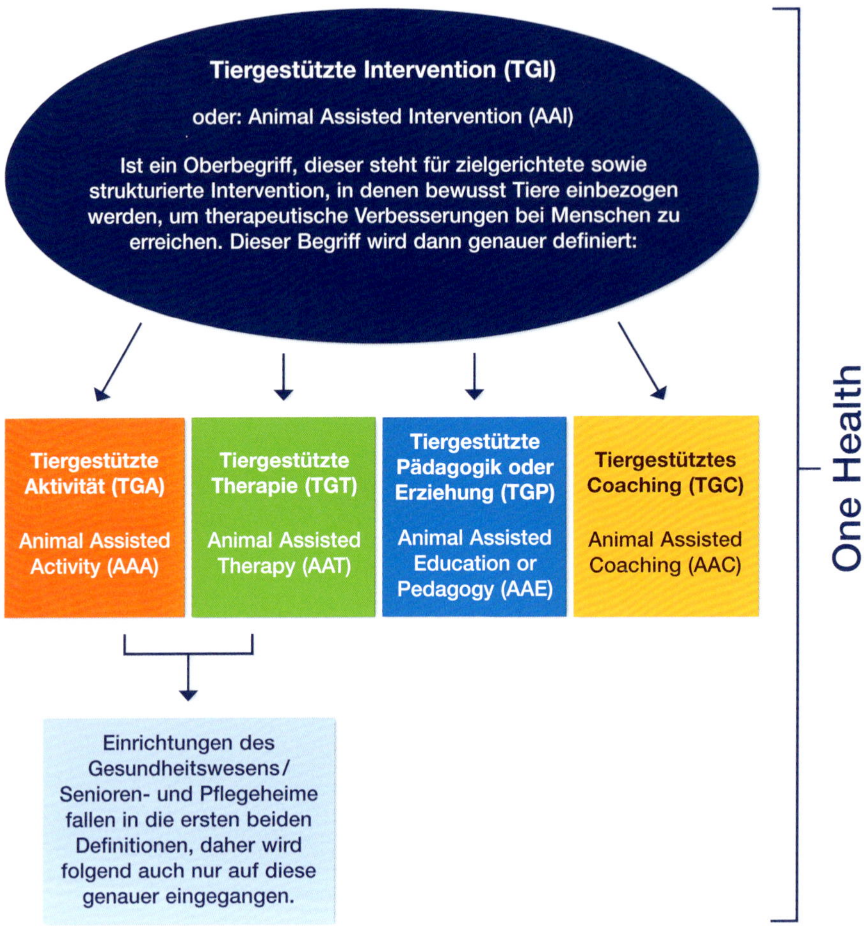
Tiergestützte Intervention (TGI)
oder: Animal Assisted Intervention (AAI)
Ist ein Oberbegriff, dieser steht für zielgerichtete sowie strukturierte Intervention, in denen bewusst Tiere einbezogen werden, um therapeutische Verbesserungen bei Menschen zu erreichen. Dieser Begriff wird dann genauer definiert:
Tiergestützte Aktivität (TGA)
Animal Assisted Activity (AAA)
Tiergestützte Therapie (TGT)
Animal Assisted Therapy (AAT)
Tiergestützte Pädagogik oder Erziehung (TGP)
Animal Assisted Education or Pedagogy (AAE)
Tiergestütztes Coaching (TGC)
Animal Assisted Coaching (AAC)
Einrichtungen des Gesundheitswesens/ Senioren- und Pflegeheime fallen in die ersten beiden Definitionen, daher wird folgend auch nur auf diese genauer eingegangen.
One Health

Oberbegriff

Tiergestützte Interventionen – TGI: Eine tiergestützte Intervention ist eine zielgerichtete und strukturierte Intervention, die bewusst Tiere in Gesundheitsfürsorge, Pädagogik und Soziale Arbeit einbezieht und integriert, um therapeutische Verbesserungen bei Menschen zu erreichen. Tiergestützte Intervention bezieht Teams von Mensch und Tier in formale Ansätze wie Tiergestützte Therapie (TGT) und Tiergestützte Pädagogik (TGP) ein, unter bestimmten Voraussetzungen auch Tiergestützte Aktivität (TGA).

Differenzierte Definitionen

Tiergestützte Aktivität – TGA sind geplante und zielorientiere informelle Interaktionen/Besuche, die von Mensch-Tier-Teams mit motivationalen, erzieherischen/bildenden oder entspannungs- und erholungsfördernden Zielsetzungen durchgeführt werden.

Die Mensch-Tier-Teams müssen wenigstens ein einführendes Training, eine Vorbereitung und eine Beurteilung durchlaufen haben, um im Rahmen von informellen Besuchen aktiv zu werden. Mensch-Tier-Teams, die TGA anbieten, können auch formal und direkt mit einem professionell qualifizierten Anbieter von gesundheitsfördernden, pädagogischen oder sozialen Leistungen hinsichtlich spezifischer und dokumentierter Zielsetzungen zusammenarbeiten. In diesem Fall arbeiten sie im Rahmen einer TGT oder TGP, die von einer professionellen, einschlägig ausgebildeten Fachkraft in ihrem jeweiligen Fachgebiet durchgeführt wird. Beispiele für TGA umfassen tiergestützte Hilfe bei Krisen, die darauf abzielt, Menschen nach einer Traumatisierung, einer Krise oder Katastrophe Trost und Unterstützung zu geben oder auch einfache Tierbesuchsdienste für Bewohner von Pflegeheimen. Die Person, welche TGA durchführt, muss adäquate Kenntnisse über das Verhalten, die Bedürfnisse, die Gesundheit und die Indikatoren/der Regulation von Stress der beteiligten Tiere besitzen.

→ Das sind alle ehrenamtlich aktiven Hund-Mensch-Teams (Besuchshundeteams).

Bei den **tiergestützten Therapien (TGT)** benötigt es eine zielgerichtete, geplante und strukturierte therapeutische Intervention, die von professionell im Gesundheitswesen, der Pädagogik oder der Sozialen Arbeit ausgebildeten Personen angeleitet oder durchgeführt wird. Fortschritte im Rahmen der Intervention werden gemessen und professionell dokumentiert. TGT wird von beruflich (durch Lizenz, Hochschulabschluss oder Äquivalent) qualifizierten Personen im Rahmen ihrer Praxis innerhalb ihres Fachgebietes durchgeführt und/oder angeleitet. TGT strebt die Verbesserung physischer, kognitiver verhaltensbezogener und/oder sozio-emotionaler Funktionen bei individuellen Klienten an. Die Fachkraft, welche TGT durchführt (oder der Betreuer der Tiere unter Supervision dieser Fachkraft) muss adäquate Kenntnisse über das Verhalten, die Bedürfnisse, die Gesundheit und die Indikatoren/der Regulation von Stress der beteiligten Tiere besitzen.

➔ Alle beruflich aktiven Hund-Mensch-Teams (Fachkräfte).

(Definitionen nach: Tiergestützte, Ausgabe 1/2016, S. 32f.)

Aspekte zu den positiven Wirkungen von Hunden

Bei dem Thema Hunde im Einsatz für Tiergestützte Interventionen entsteht die Frage des „Warum“ zwangsläufig. Warum können Tiere eine so große positive Wirkung auf Menschen erzielen? Gibt es dafür psychologische Erklärungen?

> ***„Psychologisch gesichertes Wissen besagt im Kern, dass Beziehung lebenslang notwendig ist. Allerdings hat die Psychologie Beziehungen zu anderen Menschen akzentuiert, meist zur Mutter, zum Partner oder zum vertrauten Menschen, der soziale und emotionale Unterstützung bietet.“***
> *(Olbrich 2001a, S. 2)*

Mittlerweile wurde erfreulicherweise der Blickwinkel (auch durch Erhard Olbrich) auf die Mensch-Tier-Beziehung erweitert und es wurden Theorien zur Wirkungsursache der menschlichen Affinität zum Tier entwickelt. Ich möchte hier kurz überblicksweise auf die aktuellen Theorien eingehen, um einen Überblick über die Wirkweisen von Hunden auf Menschen zu geben. Zur weiteren Vertiefung empfiehlt sich bei Interesse Wohlfahrt; Mutschler *(2022, S. 52 ff.)*.

„One Health" – ein alle Definitionen umspannendes Konzept

Das Konzept besagt, dass die Gesundheit und das Wohlbefinden von Tieren, Menschen sowie der Umwelt untrennbar miteinander verbunden und wichtig sind. „One Health wird dabei definiert als jeder Mehrwert in Bezug auf die Gesundheit und das Wohlbefinden von Menschen und Tieren sowie reduzierte Kosten oder nachhaltige Umweltleistungen" *(Foltin, 2022 S. 314, 327)* Es begründet sich auf Basis der biologischen und psychologischen Beweise für die angeborene Affinität zwischen Menschen und (Haus-)Tieren. *(vgl. IAHAIO 2013)* Da die Tiergestützte Intervention immer das Wohlergehen aller Beteiligten als Fokus haben sollte, greift der „One Health" Ansatz somit auch in jeder Tiergestützten Interaktion, weshalb ich es in der Grafik auf S. 14 auch mit in der Übersicht als alles umspannenden Grundgedanken hinterlegt habe.

Biophilie

Der Biologe Edward O. Wilson hat mit seinem 1984 erschienen Buch „Biophilia: The Human Bond with Other Species" (Biophilie: Die menschliche Verbundenheit mit anderen Arten) den Begriff der Biophilie geprägt.

Der Amerikaner versteht darunter eine dem Menschen angeborene Freundschaft zu jeglichen evolutionsbedingt unterschiedlich entstandenen Lebensformen. Woraus ein menschliches Bedürfnis nach Verbindung mit anderen Lebewesen, Landschaften und Ökosystemen entsteht.

Kellert hat in seinem 1993 zusammen mit Wilson herausgegebenen Buch „The Biophilia Hypothesis" den Begriff konkretisiert und unterteilt diesen in neun Perspektiven. Jede dieser Bezugnahmen des Menschen zur Natur hat laut Kellert einen adaptiven Wert für den Erhalt der eigenen Existenz und des ökologischen Systems. Er sieht folgende Betrachtungsweisen:

Die *utilitaristische Perspektive* sieht den Nutzen, den der Mensch aus der Natur zum Erhalt und der Verbesserung seiner Existenz zieht, wie etwa durch Nahrungsmittel.

Nach der *naturalistischen Perspektive* erlebt der Mensch in der Natur Ruhe, Faszination, Entspannung und Ehrfurcht.

In der *ökologisch-wissenschaftlichen Sicht* geht es um Beobachtung und systematische Analyse des Zusammenspiels von lebenden und nicht lebenden Elementen der Natur, was dann zum Verstehen der Umwelt beiträgt.

Laut der *ästhetischen Perspektive* begegnet einem in der Schönheit der Natur oft Inspiration, wie zum Beispiel bei schönen Landschaften.

Der *symbolischen Perspektive* nach trifft man in der Natur oft auf Schemata und Kategorien, an denen sich das menschliche Denken orientiert, übergreifende Natursymbole finden sich als Beispiel oft in Märchen und Sagen.

Die *humanistische Blickrichtung* sieht eine große, positive Verbundenheit mit der Natur, welche auch mit der Bereitschaft zur Fürsorge, Altruismus, Bindung und Teilen verbunden ist.

Nach der *moralistischen Perspektive* wird der Aspekt der Ehrfurcht, Ethik und der Verantwortung für alles Leben betrachtet.

Eine *dominierende Erfahrung* ist die Kontrolle und Beherrschung anderen Lebens, sie ist die Basis für Macht und die Entwicklung menschlicher Techniken.

Der *negativistischen Perspektive* nach haben Menschen beim Kontakt mit der Natur Angst vor einzelnen Teilen, wie vor Schlangen, oder ganzen Bereichen, wie etwa schlammigen Mooren, welche zur Erarbeitung von Schutz und Sicherheit dienen. *(vgl. Olbrich; Otterstedt 2003, S. 68 ff.)*

Nach dieser Betrachtungsweise lassen sich die positiven Wirkungen von Tieren also dahingehend erklären, dass sie gemäß den neun Perspektiven Lebenssituationen von Menschen vervollständigen und ergänzen. Sie schaffen für den Menschen evolutionär bekannte Situationen, in denen sie sich dann leichter zurechtfinden. *(vgl. Olbrich 2001, S. 75 f.)*

Wohlfahrt und Mutschler konkretisierten das noch einmal mit einem wichtigen Zusatz für die Tiergestützte Arbeit: „Daher ist es wichtig, vor Beginn einer tiergestützten Therapie genau die „individuelle Biophilie" abzuklären. Hunde sollten nur dann eingesetzt werden, wenn tatsächlich ein emotionales Band seitens der Klienten zu ihnen besteht." *(2022 S. 52)*

Du-Evidenz

Die Du-Evidenz geht noch ein Stück weiter als die Biophilie. Menschen fühlen sich meist mit den Tieren verbunden, die ihnen ähnlich sind, welche mit Fell werden bevorzugt. Das trifft oft auf „höhere" Tierarten, zu denen auch der Hund zählt, zu. Unter Hundehaltern findet man zum Beispiel oft verblüffende Ähnlichkeiten zwischen Hund und Mensch (schauen Sie mal hinten in die Autorenbeschreibung, da wäre ein Beispiel bezüglich der Frisur). Diese „höheren" Tierarten können ihre Perspektiven wechseln und das Verhalten von Menschen deuten, auf Menschen reagieren und mit Menschen interagieren. Daraus entsteht Beziehung als Grundlage für die Tiergestützte Intervention. „Dieses Verhalten, das Interesse und die Möglichkeit, eine Beziehung aufzubauen, die Menschen unter sich bzw. Tiere unter sich kennen, nennt man „Du-Evidenz". Das zuerst unbekannte Gegenüber wird zum Du, wenn die vorherige Anonymität verloren geht und stattdessen die Erkenntnis von Individualität und Wesensmerkmalen zum Vorschein kommt." Du-Evidenz bedeutet also, dass Menschen andere als Individuum „Du" sehen können. Das geschieht auch durch Namensgebung oder Trauer bei Tieren. *(vgl. Wohlfarth, Mutschler (2016) S. 51)*

Ohne die Du-Evidenz wäre keine Tiergestützte Intervention möglich, sie ist eine notwendige Voraussetzung für eine erfolgreiche Tiergestützte Intervention. Auch hier muss vor dem Hundeeinsatz abgewogen werden, ob der Besuchte eine Du-Evidenz mit dem Tier eingehen kann (siehe Biophilie).

Spiegelneurone

Die Forschung zu den Spiegelneuronen ist ein noch relativ junges Forschungsfeld. Kurz zusammengefasst geht es darum, dass unsere Spiegelneuronen beim Anblick ein anderes Säugtiers dafür sorgen, dass wir empfinden können, wie es diesem Lebewesen gerade geht (spiegeln). „Die Spiegelneuronen schaffen einen gemeinsamen Resonanzraum. Je größer die gemeinsame Handlungserfahrung ist, desto besser gelingt auch die empathische Kommunikation.“ *(Wohlfahrt, Mutschler (2022) S. 58)* Das heißt, dass Hunde unsere Gefühle wahrnehmen und spiegeln! Das gilt natürlich auch in die entgegengesetzte Richtung. So kann ein agiler Hund zur Bewegung animieren, während ein ruhiger Hund beim Entspannen helfen kann. Ein ruhiger Mensch wird eher einen ruhigen Hund haben, ein impulsiver Mensch eher einen impulsiven Hund.

Ein kurzer Ausflug in die Geschichte

Aktuell befinden wir uns tiergestützt gesehen in einer Entwicklungsphase. Diese begann für den deutschsprachigen Raum offiziell um 1987 vor etwa 40 Jahren mit dem Verein „Tiere helfen Menschen“ und wir sind noch mittendrin in dem Entwicklungsprozess. Es wird auch die nächsten Jahre spannend bleiben. Wie werden Standards angepasst? Welche Vorgaben (auch für ehrenamtliche Teams) kommen perspektivisch von den Ämtern? Wie entwickeln sich die Dachverbände weiter? Kommt eine Anerkennung und Abrechnungsmöglichkeit für Fachkräfte? Um diese aktuellen Fragen besser einordnen zu können, folgt ein sehr kurzer geschichtlicher Abriss über die Entwicklungen dieses jungen Feldes:

Mensch und Hund bilden bereits seit Jahrtausenden eine enge Gemeinschaft. Lange Zeit gehörten Hunde zum Leben des Menschen, bis dann mit der Industrialisierung für viele Menschen ein Bruch in der Verbindung zur Natur entstand. Doch ab wann entstand der Gedanke, Mensch und Hund wieder auf eine förderliche Art und Weise zusammenzubringen?

Einzelne Beispiele therapeutischer Einsätze von Tieren bei Menschen mit Beeinträchtigungen lassen sich bis in das 8. Jahrhundert zurückverfolgen.

In Belgien wurden damals geistig kranke Waisenkinder in den Klöstern hauptsächlich durch den Einsatz von Hunden therapiert. *(vgl. Röger-Lakenbrink 2006, S. 13)*

Die erste ausführlicher in der Literatur beschriebene Einrichtung, in welcher Tiere als Therapie eingesetzt wurden, ist das 1796 gegründete York-Retreat in England. Diese von dem Quäker William Tuke geleitete Anstalt für Geisteskranke sollte einen alternativen Versuch zu den damaligen inhumanen Zuständen und therapeutischen Methoden anderer Einrichtungen darstellen. In dieser Einrichtung gehörten erstmalig Kleintiere zum Alltag, um welche sich die Patienten kümmerten. *(vgl. Jacki; Klosinski 1999, S. 397)*

Die nächste in der Literatur erwähnte Quelle ist erst das knapp einhundert Jahre später gegründete Epileptiker-Zentrum im deutschen Bethel.

Auch diese Anstalt integrierte seit ihrem Bestehen Tiere wie Hunde, Katzen, Schafe und Ziegen, um deren positive Wirkungen auf den Menschen nutzen zu können. *(vgl. Greiffenhagen 1991, S. 14)*

Florence Nightingale, eine Reformerin der allgemeinen Krankenpflege, erkannte im 19. Jahrhundert die positiven Effekte von Tieren beim Heilungsprozess. *(vgl. Röger-Lakenbrink 2006, S. 13)* „1880 stellt Florence Nightingale fest, dass ein kleines Haustier oft ein ausgezeichneter Begleiter für Kranke ist, besonders bei langen chronischen Fällen." *(Foltin 2022, S. 19)*

Den ersten dokumentierten Durchbruch in der Tiergestützten Therapie kann man jedoch erst durch einen Zufall beim Amerikaner Levinson verzeichnen: Ein ratloses Paar, dessen Sohn sich trotz jahrelanger ärztlicher Bemühungen immer weiter zurückzog, kam zum Termin bei einem neuen Kindertherapeuten ein Stunde zu früh. Boris Levinsons Golden Retriever Jingles lag unter dem Schreibtisch, wie immer, wenn Levinson keine Sprechstunde hatte. Der Junge nahm nicht zum Arzt, sondern zum Hund Kontakt auf; erst einige Sitzungen später übertrug er die Zuneigung auch auf dessen Herrn. Nach dieser Beobachtung machte Levinson Jingles zu seinem Co-Therapeuten und befasste sich ausgiebig mit dem Thema, sodass 1969 sein erster Artikel „The dog as a Co-Therapist" (der Hund als Co-Therapeut) und sein erstes Buch mit dem Titel „Pet oriented Child

Psychatry“ (Tier-orientierte Kinder-Psychotherapie) erschienen. *(vgl. Tügel 2001, S. 106)* Es folgten weitere Bücher, in denen er ausführlich den Nutzen von Tieren für körperlich, geistig oder emotional eingeschränkte Kinder im privaten Bereich sowie in Einrichtungen beschrieb. Die Kernaussage lautete hier immer wieder, dass Tiere Übergangsobjekte zum Beziehungsaufbau sein können. *(vgl. Jacki; Klosinski 1999, S. 398)* Mit Boris Levinsons Publikationen wurde erstmals der Begriff „pet facilitated therapy“ (Tiergestützte Therapie) gebräuchlich und ein dazugehöriges neues Wissenschaftsfeld der „Mensch-Tier-Beziehung“ entstand. *(vgl. Greiffenhagen 1991, S. 15)*

Seit 1973 bildeten sich erstmalig in Colorado/USA „Petmobiles“, worauf auch kurz danach England und Kanada folgten. Es handelte sich hier um ausgesuchte Mensch-Tier-Paare, welche in ihren „Petmobiles“ Bewohner in Heimen besuchen. Ein erster Zusammenschluss derartiger Aktivitäten erfolgte dann 1977 in Portland/Oregon mit der Stiftung „Delta Society“ *(vgl. Röger-Lakenbrink 2006, S. 14)*. Hier schlossen sich erstmals Tierschützer, Züchter, Zoologen, Ethologen, Tierärzte, Psychologen, Sozialpädagogen, ehrenamtlich Tätige und alle anderen, die an dem Thema Mensch-Tier-Beziehung interessiert sind, zusammen *(Olbrich 2001, S. 29)*, um ein starkes Netzwerk zu knüpfen – alle sind davon überzeugt, dass der Mensch um zu Überleben und gesund zu bleiben Kontakte mit der Natur und insbesondere auch mit der Tierwelt benötigt. 2012 nannte sich die Delta Society in „Pet Partners“ um.

1990 gründete sich die „International Association of Human Animal Interaction Organisations“ (Internationaler Dachverband für die Erforschung der Mensch-Tier-Beziehung), umgangssprachlich als „IAHAIO“ bezeichnet. Sie sitzt in den USA und sieht ihre Aufgabe in der Förderung des weltweiten Austausches zum Thema Mensch-Tier-Beziehung. Bei ihrer 1995 in Genf erfolgten Generalversammlung, hatte die IAHAIO eine Erklärung über das Zusammenleben von Mensch und Tier verfasst. Hier fordert sie von internationalen Körperschaften und Regierungen ein universelles Recht auf Tierhaltung, eine haustiergerechte Planung der Umwelt sowie den Zugang von Tieren in Krankenhäusern, Pflege- und Altenheimen und allen Einrichtungen zur Pflege von Menschen jeder Altersstufe, welche diesen Kontakt brauchen. *(vgl. Klimke 2002, S. 117)* Aktuell stellt das schon erwähnte White Paper von 2014 eine sehr wichtige Publikation mit Ausstrahlungswirkung dar.

Seit der Gründung der Delta Society/Pet Partners und der IAHAIO gab es immer mehr Veröffentlichungen zum Thema, sodass dieses Thema auch langsam in Europa Gehör fand: England war mit seiner 1983 von Lesley Scott-Ordish gegründeten Wohlfahrtsorganisation „Pet as Therapy" (Tiere als Therapie) und deren „Pet Visiting Programms" (Tierbesuchsprogramme) europäischer Vorreiter. Es folgten 1987 Deutschland mit dem von Brigitte Rechenberg gegründeten Verein „Tiere helfen Menschen e.V.", 1991 Österreich mit dem Verein „Tiere als Therapie"/TAT und 1994 die Schweiz mit dem „Verein Therapiehunde Schweiz"/VTHS. *(vgl. Röger-Lakenbrink 2006, S. 15)*

Im deutschsprachigen Raum verfassten die Psychologen Erhardt Olbrich und Reinhold Bergler ab Mitte der achtziger Jahre die ersten systematischen Studien zum Thema. *(Greiffenhagen 1991, S. 16)* Das 1991 von Sylvia Greiffenhagen erschienene Werk „Tiere als Therapie" zählte zur ersten deutschsprachigen Standardliteratur für die Tiergestützte Intervention, seitdem haben sich Hunde als Co-Therapeuten in vielen Lebensbereichen etabliert. *(Röger-Lakenbrink 2006, S. 18)*

In den letzten Jahren ist das Thema der Tiergestützten Interventionen, wie soeben erörtert, immer stärker in den Fokus der Öffentlichkeit gerückt. Es gründeten sich zahlreiche Vereine und Organisationen, welche sich mit den positiven Effekten von Tieren beschäftigen.

Auf internationalen Kongressen, Fachtagungen, Symposien und ähnlichen Formaten findet heute regelmäßig, gerne auch online, ein interdisziplinärer, länderübergreifender Austausch zwischen den einzelnen Akteuren und somit ein ständiger Ausbau des jungen Wissenschaftszweigs „Mensch-Tier-Beziehung" statt. Die 2004 gegründete „European Society for Animal Assisted Therapy", (Europäische Gesellschaft für Tiergestützte Therapie) kurz gleich ESAAT genannt, war der erste europäische Dachverband, mit dem Ziel gemeinsame Standards in der Ausbildung zu erreichen. 2006 gründete sich die ISAAT als zweiter Dachverband. Diese „International Society for Animal-Assisted Therapy" (Internationale Gesellschaft für Tiergestützte

Therapie) wurde durch Vertreter von Universitäten sowie Privatinstitutionen aus Deutschland, Luxemburg, der Schweiz und Japan gegründet. Ziele sind die Qualitätskontrolle, Weiterbildung, offizielle Anerkennung und damit auch unabhängige Anerkennungsverfahren der Ausbildungen.

Um die Professionalisierung in der Tiergestützten Therapie voranzutreiben, wurde 2011 der Bundesverband Tiergestützte Interventionen e.V. gegründet. Hier arbeiten Arbeitsgruppen an Fachthemen und zu spezifischen Tierarten an gemeinsamen Standards. In Regionalgruppen kann man sich in seinem Bundesland zur Tiergestützten Intervention austauschen und gemeinsam an Themen arbeiten. Um auch im Schulhundebereich die Qualität voranzutreiben, wurde 2017 das Qualitätsnetzwerk Schulbegleithunde e.V. gegründet, welches auch Standards verfasst, Arbeits- und Regionalgruppen hat. Auch die Tierärztliche Vereinigung für Tierschutz (TVT) möchte ich nicht unerwähnt lassen, diese gibt Merkblätter mit Empfehlungen für tiergestützte Einsätze heraus. Gerne nehmen Veterinärämter diese als Grundlage für Überprüfungen im tiergestützten Bereich.

Weitere Informationen bei:

- *ESAAT: www.esaat.org*
- *ISAAT: www.isaat.org*
- *Bundesverband Tiergestützte Intervention: www.tiergestuetzte.org*
- *TVT: www.tierschutz-tvt.de/alle-merkblaetter-und-stellungnahmen/#c304*
- *Forschungskreis Heimtiere: www.mensch-heimtier.de/magazin-menschtier.html (kostenlose Onlinepublikation zur Tiergestützten Intervention)*
- *www.tiergestuetzte-therapie.de*

Die besondere Kommunikation zwischen Mensch und Hund

Hunde kommunizieren anders als Menschen und wirken daher besonders auf uns. Schon Leonardo da Vinci schrieb um 1500 in seine Notizbücher: „Obwohl der Mensch mit der Gabe der Sprache gesegnet ist, nutzt er sie zum größten Teil ohne Sinn und falsch. Tiere haben nur eine reduzierte Sprache, setzen sie aber nützlich und ehrlich ein; und ein geringes, aber wahres Wissen ist besser als eine große Lüge“.
(Coren, 2002, Vorwort)

Watzlawick, Beavin und Jackson prägten 1969 mit ihrem Buch „Menschliche Kommunikation“ die Kommunikationsforschung. Sie beschrieben in ihrem Werk fünf Grundsätze für die Verständigung zwischen Menschen. Das vierte Axiom unterscheidet in die für die Mensch-Tier-Beziehung wichtige analoge und digitale Ausdrucksform:

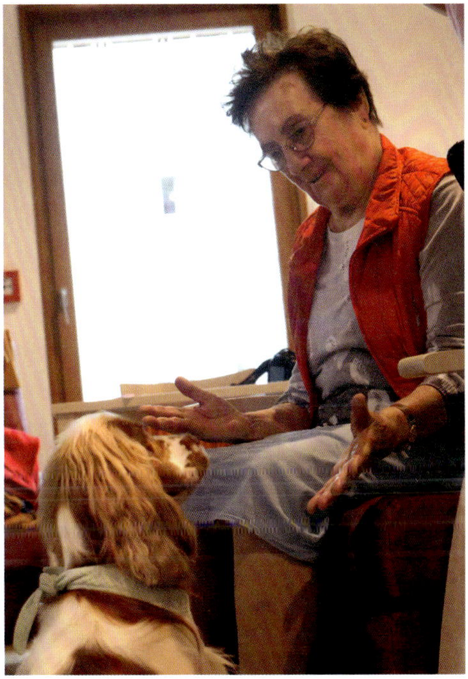

Hier bedarf es keiner Worte.

Unter digitaler Kommunikation versteht man den festgelegten Inhalt des gesprochenen Wortes. Sie dient somit dazu, Informationen über Sachverhalte mitzuteilen, es wird kognitiv abrufbares Wissen über die Dinge dargelegt. Diese Sprache ist bewusst zu kontrollieren, damit aber auch zu manipulieren. *(vgl. Reifarth 2002, 562 ff.)* Allgemein erscheint diese Art der Kommunikation über Worte für die Mensch-Tier-Beziehung schlecht geeignet. *(vgl. Olbrich 2001, 1)*

Anders ist es bei der analogen Kommunikation. Diese nutzt die gesamte Körpersprache wie Gestik, Gesichtsausdruck mit Sprache der Augen, Stimmmodulation und Berührungen, um auszudrücken, was die Person fühlt und was ihr wichtig ist.

Diese Kommunikationsform drückt Bezogenheit und Empathie aus, sie ist die frühe Ausdrucksform von Beziehungen und kommt immer bei intensivem, unrationalem Erleben zum Ausdruck. Sie ist die erste Verständigungsmöglichkeit von Säuglingen mit ihrer Umwelt, sie ist die Sprache der Verliebten, Kämpfenden, Trauernden und Wütenden – sie ist die Sprache der Emotionen. Diese Verständigungsweise verläuft seit Jahrtausenden nach dem gleichen Schema – zwischen Menschen ebenso wie zwischen Mensch und Tier. *(vgl. Olbrich 2001, 1)*

Die schon erwähnte Bezogenheit dieser Kommunikation wird im Umgang mit dementen alten Menschen relevant, da sie tiefe, nicht rational kontrollierbare Beziehungen ausdrückt. Sie stellt daher auch den Schlüssel zur Kommunikation mit demenzkranken Menschen dar. Diese sollten nämlich auf dieser Gefühls- und Emotionsebene und nicht auf der digitalen Sachebene angesprochen werden.

Louis Armstrong sagte einst: „Mit einem kurzen Schwanzwedeln kann ein Hund mehr Gefühl ausdrücken, als mancher Mensch mit stundenlangem Gerede". *(Website Polarhunde, 2009)* Damit meinte er die analoge Sprache der Tiere. Sie filtern sich die analogen Anteile aus der menschlichen Kommunikation heraus, der digitale und eventuell manipulierte Anteil wird von ihnen nur zu einem geringen Anteil wahrgenommen. Sie „antworten" somit auch analog, was eine echte, tiefe Bezogenheit zum mit dem Tier sprechenden Menschen erfordert. *(vgl. Olbrich 2001, 1 f.)*

Um die Kommunikation zwischen Mensch und Hund zu verdeutlichen, hier ein Beispiel: Der Hund soll „Platz machen". Das kann, je nachdem, wie es das Tier gelernt hat, digital über das sprachliche Signal oder analog über ein Handzeichen erfolgen. Bei dem digitalen Wort spielt immer auch die analoge Stimmmodulation eine wichtige Rolle. Wenn die Person ihren Wunsch an den Hund durch eine zu hohe, leise oder unsichere Stimme ausdrückt, versteht der Hund sie vielleicht nicht. Das Gleiche gilt für die Körpersprache, wenn die Person über das Wort „Platz" verlangt, aber gleichzeitig etwa mit ihren Armen umherwirbelt, kann das beim Hund ebenfalls zu Missverständnissen führen – im Zweifel wird er nach dem analogen Signal handeln. Daher ist es auch sinnvoll, dem Hund sowohl ein Wort als auch ein Handzeichen für ein Signal beizubringen. So kann im Einsatz bei Schwierigkeiten immer von uns über ein analoges klares Handzeichen unterstützt werden.

Die allgemeine ganzheitliche Wirkung von Hunden auf Körper und Psyche

Beim Kontakt mit dem Hund kommt es zu einer umfangreichen Förderung von physischen, psychischen, mentalen und sozialen Bedürfnissen sowie Talenten der Patienten. Otterstedt unterscheidet folgende Bereiche (2003, S. 233 ff.):

Physische Förderung:

Reduzierung von Blutdruck und Atemfrequenz, Kreislaufstabilität, Entspannung der Muskulatur, tiefe Atmung, Appetitanregung, Ablenkung von Schmerz und Verringerung von Schmerzmedikamentendosen, Verbesserung motorischer Funktionen, Koordination und Kraft in der Fein- und Grobmotorik, Gleichgewichtsförderung, Motivation zur Bewegung.

Psychische Förderung:

Vertrauen, Nähe, Geborgenheit, gesteigerte Motivation, Trost, Stressreduzierung, Entspannung, Ermutigung, Stärkung des Selbstvertrauens, Ablenkung vom Krankenhausalltag und der Krankheit, bessere Krankheitsverarbeitung, Humor sowie alle positiven Emotionen als Motivatoren.

Mentale Förderung:

Positive visuelle, taktile und auditive Stimulationen, selektive Aufmerksamkeit, Motivation zur Reaktion, Kommunikation, Erinnerung, Wahrnehmung, Aufnahmebereitschaft, Motivation zum Befolgen von Anweisungen, Beschäftigung und Ablenkung.

Soziale Förderung:

Bessere Interaktion und Kommunikation, sozial-emotionale Interaktionen mit dem Tier wie Beobachtung, Streicheln, Füttern, Dialogführung, Bereitschaft, sich zu öffnen und auf andere einzustellen, ihnen etwas mitzuteilen, Tiere dienen als Kommunikationsanlass und -inhalt, bieten positive Beschäftigung und das Gefühl, gebraucht zu werden.

Diese Aufzählungen sind nicht abschließend und sollen lediglich einen ersten Überblick über die Wirkungen von Hunden im Einrichtungsalltag bieten.

Ein ausführlicher Überblick zu den verschiedenen Studien zum Thema findet sich in der Publikation „Bindung zu Tieren" *(2014 von Julius et al.)* oder auch in Vernooij/Schneider *(2018, S. 146 ff.)*.

Durch diese Förderungen kommt es im Laufe der Zeit zu einer Erweiterung der sozialen Aktionskreise der besuchten Bewohner. Der Ausbau dieser Aktionskreise kann ein langfristiges Ziel des Hundeeinsatzes sein. Das kann zum Beispiel über einen gezielten Einbezug des Personals oder Gruppenaktivitäten inner- und außerhalb der Einrichtung geschehen.

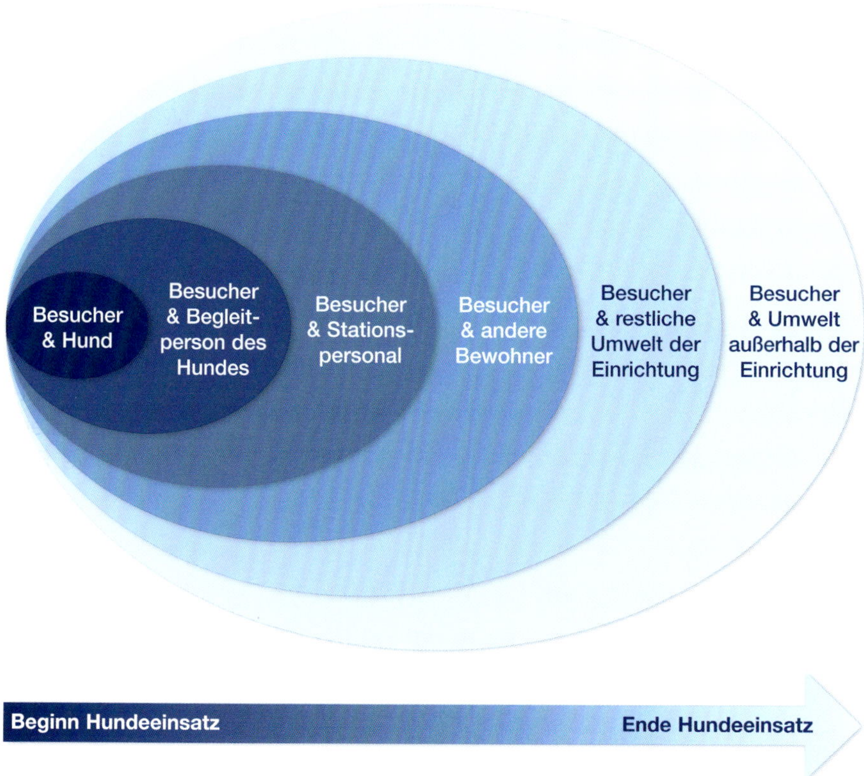

Besucher & Hund
Besucher & Begleitperson des Hundes
Besucher & Stationspersonal
Besucher & andere Bewohner
Besucher & restliche Umwelt der Einrichtung
Besucher & Umwelt außerhalb der Einrichtung
Beginn Hundeeinsatz
Ende Hundeeinsatz

Methoden in der Tiergestützten Intervention

Die Tiergestützte Arbeit läuft nach Otterstedt *(2007, S. 369)* auf vier verschiedenen Ebenen ab:

↑

Handlungsebene (Erkennen, Hinterfragen, Handeln)

Bewusstseinsebene (Umweltbewusstsein: Was kann ich tun?)

Sachebene (Natur beschreiben, erklären, verstehen)

emotionale Ebene (die Natur erleben)

Dabei muss man in der Tiergestützten Intervention das Interaktionsdreieck beachten und im Auge behalten, denn anders als bei „normalen" Therapien/Besuchen ist bei der Hinzunahme eines Hundes sowohl der Besuchte als jetzt auch der Hund zu beobachten und zu begleiten. Das erfordert eine höhere Aufmerksamkeit, damit man bei Bedarf sofort einschreiten kann, aber auch die kleinen Therapieerfolge bemerkt:

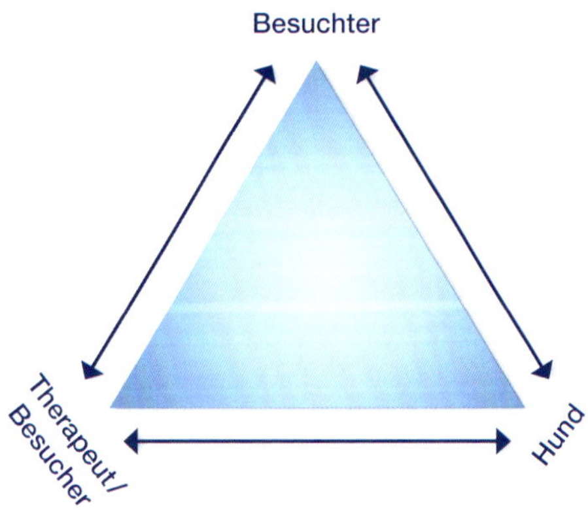

Die Arbeit in dieser Konstellation der Triade ist sehr anspruchsvoll! Durch die Interaktion zu dritt ist die Komplexität des Einsatzes deutlich erhöht. Genau deswegen fühlen sich gerade Einsteiger in der Tiergestützten Intervention nach den ersten Einsätzen oft stärker erschöpft, als wenn sie ohne Hund arbeiten. Das ist völlig normal, da man auf viel mehr achten muss. Das Interaktionsdreieck macht auch deutlich, dass ein Kontakt zum Hund stattfinden kann, aber nicht muss, was eine wichtige Ressource der Tiergestützten Intervention darstellt. (Ausführlich dazu: *Vernooij, Schneider, 2018 S. 63 ff.*)

Otterstedt *(vgl. 2007, S. 344 ff.)* beschreibt fünf Methoden der tiergestützten Arbeit, welche sich etabliert haben und auch auf die Praxisbeispiele *(vgl. 5.)* anwendbar sind:

Methode	Inhalt
Methode der freien Begegnung	*Ist eine selbstbestimmte Begegnung zwischen Mensch und Tier. Sie ist in ihrer natürlichsten Form nur in der Begegnung zwischen Mensch und Tier in der freien Natur, also ohne Zäune, gegeben.*
Hort-Methode	*Stellt eine Begegnung zwischen Besuchtem und Tier in einem klar abgegrenzten Raum dar. Also in Räumen, in Gehegen, auf umzäunten Flächen etc.*
Brücken-Methode	*Es wird eine Distanz zwischen Besuchtem und Tier hergestellt. Ein direkter Kontakt wird hier mit Hilfe eines Gegenstandes überbrückt, sodass eine andere Form der Annäherung möglich wird (Holzlöffel, Handschuh, geborgte Hand etc.*
Präsenz-Methode	*Der Hund wird dem Besuchten direkt präsentiert. Das Tier ist für den Klienten mit möglichst vielen Sinnen wahrnehmbar, beobachtbar, erreichbar. Dazu zählt auch, wenn die Entspannungsdecke des Hundes so platziert ist, dass sie dem Hund Ruhe bietet, die Besuchten aber trotzdem noch einen guten Blick auf ihn haben oder der Hund sich in Anleitungsphasen selber einen Liegeplatz bei den Menschen sucht.*
Methode der Integration	*Das Tier ist hier Teil einer therapeutischen Methode. Es wird als „lebendiges Hilfsmittel“ in ein bestehendes Konzept integriert. Zum Beispiel beim geführten Streicheln, um versteifte Hände zum Öffnen anzuregen, das könnte die Fachkraft auch über entsprechende Massagetechniken erreichen.*

Eine mir wichtige Ergänzung dazu sind ein paar Worte zur Methode des bewussten, zielgerichteten Ableckens durch den Hund. Diese wird durchaus noch oft praktiziert. „Wenn wir davon ausgehen, dass nur artgerechtes Verhalten der Tiere in der Begegnung mit dem Klienten diesem hilfreich sein kann, so scheint beispielsweise die (…) Methode der Lockerung von Muskulatur unsinnig, überflüssig und nicht artgerecht: Die betroffene Muskelpartie (z. B. ein Unterarm) wird mit Leberwurst oder einen anderen für Hunde wohlschmeckenden Substanz eingeschmiert. Die kräftigen Zungenbewegungen des die Leberwurst ableckenden Hundes sollen dann die Muskulatur des Menschen lockern helfen. (…) Hier wird der Hund nicht entsprechend seiner Talente professionell in die tiergestützte Arbeit integriert, vielmehr degradiert man ihn zu einem technischen Hilfsmittel, welches gegen Muskelverspannung eingesetzt wird.“ *(Otterstedt 2007, S. 121)* Zudem kann das Ablecken für einen Menschen, der sich sonst nicht mehr ausdrücken kann und vielleicht dazu noch „hilflos“ im Bett liegt, auch eine extreme Grenzüberschreitung darstellen. Nicht jeder, der Hunde mag, mag von diesen auch intensiv abgeleckt werden. Mögen Sie es – insbesondere bei einem fremden Hund?

2. Der Einsatz von Hunden in Senioreneinrichtungen

„Unmöglich – sagt deine Angst, zu viel Risiko – deine Erfahrung, sinnlos – dein Zweifel, versuch's – flüstert dein Herz"
(Verfasser unbekannt)

Sie haben bereits den ersten Schritt hinter sich, sind schon aktiv in Einsätzen oder haben sich zumindest dieses Buch gekauft. In diesem Kapitel beschreibe ich die Grundlagen der Tiergestützten Intervention. Falls Sie eventuell bemerken, dass Sie davon einiges noch nicht umsetzen, keine Sorge – einfach anfangen und nicht entmutigen lassen, der Weg ist das Ziel!

Der Einsatz von Hunden in Senioreneinrichtungen kann sehr viel Freude bereiten und Abwechslung bringen. Damit das auch wirklich so ist, sollten einige allgemeine Anforderungen an die Hundehaltung und den Einsatz des Mensch-Hund-Teams in der Einrichtung erfüllt werden. Oberste Priorität sollte hier immer die tierschutzgerechte Arbeit vor den Bedürfnissen der Besuchten haben!

Es lassen sich aus dem White Paper (IAHAIO 2018) folgende Prinzipien für die tierschutzgerechte Ausbildung und Arbeit eines Hundes in der tiergestützten Aktivität oder Therapie ableiten:

- Die Ausbildung des Tieres erfolgt nach den Grundsätzen der positiven Verstärkung, es herrscht ein respektvoller Umgang mit dem Hund.

- Eine Weiterbildung, in der Kenntnisse über die physischen und emotionalen Bedürfnisse sowie Anzeichen von Unwohlsein oder Überforderung von Hunden vermittelt worden sind, wurde als Grundlage des Einsatzes absolviert.

- Das Wohlbefinden des Tieres darf nicht beeinträchtigt werden, es soll die Beschäftigung genießen.

- Der Rahmen der Verhaltensmöglichkeiten des Hundes muss eingehalten werden, die individuellen Ansprüche des Tieres müssen befriedigt werden. Ein Hund ist kein „Werkzeug“, sondern ein empfindsames Lebewesen.

Für die besuchten Seniorenheime kann es eine Überlegung wert sein, einen Tierschutzbeauftragten für ihre Einrichtung zu ernennen. Dieser koordiniert die Hundeeinsätze, ist Ansprechpartner, steht mit seiner Sachkenntnis bei Fragen und Problemen zur Seite und ist für die Kontrolle der artgerechten Haltung sowie Pflege zuständig. Er stellt dann die Kontaktperson bezüglich aller Fragen zum Hundeeinsatz dar, sollte somit auch Hundeerfahrung haben. Hat die Einrichtung die Tiergestützte Therapie über eine angestellte Fachkraft etabliert, sollte ernsthaft über eine Tierschutzbeauftragten innerhalb der Einrichtung nachgedacht werden, um auch bei Kontrollen von Ämtern gut vorbereitet zu sein. Es ist hier sinnvoll, dass der Tierschutzbeauftragte auch der Hygienebeauftragte ist (siehe S. 50), um nur eine generelle Ansprechperson zu haben. Natürlich kann das auch die Person sein, welche den Hund einsetzt.

Bei der Arbeit mit dem Hund muss darauf geachtet werden, dass dieser nicht instrumentalisiert wird. Dass Hunde auf Menschen sehr positive Wirkungen haben können, wurde bereits geklärt, jedoch muss betont werden, dass sie kein Allheilmittel sein können!

Menschen, die Angst vor Hunden haben, sie nicht mögen oder meiden, werden auch nicht positiv auf einen Hundeeinsatz ansprechen. Zudem können Hunde immer nur eine Ergänzung der menschlichen Arbeit darstellen *(vgl. Greiffenhagen 2007, S. 112)*.

Ein Hund sollte daher immer nur mit klar definierten und erreichbaren Zielen bei Menschen eingesetzt werden, die seine Anwesenheit auch wünschen. Er darf nicht als „Wundermittel“ generell bei jedem Bewohner zum Einsatz kommen! Tiergestützte Arbeit folgt nicht dem Gießkannenprinzip, sondern ist eine individuell überlegte Interaktion zwischen dem Hund, dem Besitzer und einer weiteren Person oder einer Kleingruppe.

Für eine tierschutzgerechte Arbeit mit dem Hund ist es notwendig, dass der Hundebesitzer seinem Hund ein konstantes Umfeld und einen festen

Tagesablauf bietet, ihn kennt und fähig ist, seine Signale für Überforderung zu erkennen, um dann auch bei Bedarf einen Einsatz unter-/oder auch abbrechen zu können.

Er sollte sich für seinen Hund immer die Frage stellen, ob dieser während der Besuche Freude an der Arbeit zeigt. Eine wirklich ungezwungene, freie und somit förderliche Begegnung zwischen Hund und Mensch ist nur bei einem Hund möglich, der sich psychisch und physisch rundum wohlfühlt.

Grundvoraussetzungen an Hund und Halter

„Beziehung" das für mich wichtigste Wort in der tiergestützten Arbeit. Die absolute Grundvoraussetzung, um erfolgreiche Einsätze absolvieren zu können, ist eine gute Beziehung zwischen Hund und Mensch. Denn wie sollte ich meinen Hund zu anderen Menschen in eine positive Beziehung bringen können, wenn ich diese nicht selbst zu ihm habe? Zudem sollte der Hundebesitzer den Kontakt und Dialog mit seinen Mitmenschen suchen und die positiven Mensch-Mensch, Mensch-Tier-Begegnungen zur Motivation seiner weiteren Einsätze zu nutzen wissen. Er sollte soziale Kompetenz, Empathie und Sensibilität in der Deutung minimaler Signale von Mensch und Tier haben. Eine hohe Belastbarkeit, Motivation und Ausdauer sind ebenso grundlegende Aspekte.

Der Hundeführer sollte zudem über eventuelle spezielle Phänomene und Probleme der von ihm besuchten Personengruppe informiert sein, um zum Beispiel bei einem Seniorenheimbesuch das Verhalten an Demenz erkrankter Bewohner richtig deuten zu können.

Dass der Halter seinen Hund bestens kennt und somit auch über ausreichend kynologisches Wissen bezüglich Ernährung, Haltung, Krankheit und Verhalten seines Tieres verfügt, ist eine absolute Mindestvoraussetzung!

Generell ist es auch für Ehrenamtler empfehlenswert (bzw. durch das White Paper auch vorgegeben), spezielle Sachkenntnisse zu erwerben. Das ist zum Beispiel in Hundeschulen über den Sachkundenachweis, die Begleithundeprüfung oder idealerweise durch den Anschluss an einen Verein, der auf hundegestützte Aktivitäten spezialisiert ist, möglich. Was ein Hund als Besuchs- oder Therapiebegleittier mitbringen sollte, um erfüllte Einsätze zu haben, führt das Buch „Der Therapiehund“ von Müller ausführlich auf. Ich möchte hier nur kurz auf die Rasse und das Alter eingehen. Die Rasse ist eigentlich egal, verschiedene Rassen bringen verschiedene Vor- und Nachteile mit, Mischlinge sind eher „Wundertüten“. Hauptsächlich muss der Hund mit seinen Eigenschaften zu seinem Halter passen! Ist das Kriterium erfüllt, kann auch eine gemeinsame Tätigkeit in der Tiergestützten Intervention möglich sein. Ich habe im Rahmen meiner Tätigkeit als Ausbilderin mittlerweile sehr viele Rassehunde und Mischlinge kennenlernen dürfen. Besonderen Respekt, ob es überhaupt was werden kann, hatte ich bei einem Kangal und meinem ersten Dackel in der Weiterbildung. Die Befürchtungen waren umsonst – es waren wundervolle Hunde mit wundervollen Haltern, welche die Weiterbildung mit Bravour meisterten. Beim Alter gibt die TVT *(2018, S. 9)* ein Alter über 18 Monaten an, besser 2–3 Jahre, um eine Eignung des Hundes zu testen. Das deckt sich mit meiner Praxiserfahrung als Ausbilderin: Bei uns dürfen Hunde frühestens mit einem Alter von 20 Monaten beginnen, oft sind sie noch älter. Wir möchten die kritische „Konfetti-im-Kopf-Phase“, auch Pubertät genannt, bei den Teams gerne abgeschlossen haben, um den Hund nicht zu überfordern und damit sich der Mensch gut auf uns und nicht nur auf seinen Hund konzentrieren kann. Falls Sie sich also vielleicht schon einmal gefragt haben, warum so viele Anbieter von Weiterbildungen oder auch Besuchshundevereine erst so spät anfangen – wir haben unsere guten Gründe dafür. Jüngere Hunde sollten nur zur kurzen Gewöhnung an das spätere Einsatzfeld gewöhnt werden (genauer siehe *TVT 2018, S. 9*)

Rechtliche Grundlagen und hygienische Aspekte

„Bakterien und Viren, Pilze und bis zu einem gewissen Grad auch Parasiten sind in der menschlichen Umgebung allgegenwärtig. Etwa 1 % des Körpergewichts von Mensch und Tier sind reine Bakterienmasse und repräsentiert Billionen von Bakterien.“
(Schwarzkopf, 2015, S. 6.)

Die größten Bedenken bei Hunden in Einrichtungen sind Fragen rund um die Hygiene. Hunde schleppen Schmutz ein, können Parasiten verbreiten und Bewohner krank machen. Doch ist das Risiko gegenüber dem möglichen Nutzen wirklich so hoch?

Gutzwiller sagte: „Im Vergleich zu den positiven Aspekten der Mensch-Tier-Beziehung sind die von einem Tier ausgehenden Gefahren überaus gering.“ *(Konrad Lorenz Kuratorium, S. 13)*

Auf die Frage, wie hoch die Gefahren durch Hunde wirklich sind, soll nachfolgend eingegangen werden. Nach dem Lesen des Kapitels können Sie das Thema Hygiene hoffentlich etwas beruhigter angehen und besorgten Angehörigen mit Argumenten schnell ihre Sorgen rund um den Einsatz nehmen.

Rechtslage in Deutschland

Bevor auf die hygienischen Aspekte und Risiken durch Hunde eingegangen werden kann, muss zunächst geklärt werden, aufgrund welcher Grundlage diese in Einrichtungen eingesetzt werden und was dabei zu beachten ist:

Die Krankenhaushygiene regelt in Deutschland das Infektionsschutzgesetz, dieses wird durch die „Richtlinien für Krankenhaushygiene und Infektionsprävention“, welche vom Robert-Koch-Institut erstellt wurden, ergänzt. Diese gelten auch für Pflegeheime und mit Einschränkungen für Seniorenheime.

Darüber hinaus können die Länder eigene Verordnungen erlassen, diese gehen üblicherweise jedoch nicht über die Hygieneanforderungen des Bundes hinaus. Viele Bundesländer haben den Einsatz von Tieren in Senioreneinrichtungen bereits in ihre Verordnungen aufgenommen und sehen keine Probleme in der Haltung und dem Einsatz von Tieren.

Generell ist somit die Tierhaltung in Einrichtungen nicht verboten!

Allerdings fehlt es auch noch an einer bundesweit gültigen Empfehlung bezüglich Mensch-Tier-Begegnungen. *(vgl. Schwarzkopf 2015, S. 9)*

Auch wenn es keine gesetzlichen Regelungen bezüglich der Tiereinsätze gibt, so ist es für interessierte Träger empfehlenswert, sich vor einem Tiereinsatz (zumindest durch Fachkräfte) mit dem zuständigen Hygieniker, der Aufsichtsbehörde und der Berufsgenossenschaft zu verständigen, um abgesichert zu sein. Auch das Gesundheitsamt sollte über das Einrichtungskonzept, den Hygieneplan und die darin erwähnten Tierkontakte informiert werden. Darauf werde ich im Folgenden noch eingehen.

Alle im Folgenden aufgeführten Punkte sind bis auf die Klienteneinwilligung für ehrenamtliche Besuchshundeteams freiwillig, jedoch empfehlenswert. Bei Tiergestützten Therapien durch Fachkräfte, insbesondere, wenn diese in der Einrichtung als eigene Leistung angeboten werden, ist es aus (haftungs-)rechtlicher Sicht notwendig, alle Punkte zu erfüllen.

Die Grundlage – das Konzept

Die Basis jeglicher Tiergestützter Interventionen bildet das Konzept, welches die Grundlagen der Einsätze definiert. Ehrenamtliche sollten es sich vom Vorstand zeigen lassen, Fachkräfte müssen es oft erst selber erstellen. Wenn Sie noch keines haben, nicht so schlimm, nachfolgend ein Beispielkonzept, welches Sie zum Übernehmen und Anpassen auch im Downloadbereich als Download 1 (siehe QR-Code S. 40 oder Infokasten S. 6) finden. Sie werden dort noch viele weitere praktische Vorlagen für die Einsätze finden. Diese sind alle aus den Erfahrungen meiner praktischen Arbeit seit über zwanzig Jahren entstanden und werden fortlaufend weiterentwickelt. Sehen Sie die Option der folgenden Vorlagen bitte als Angebot, welches aber immer auch kritisch hinterfragt und individuell auf Ihre Einrichtung angepasst werden muss.

Das Beispielkonzept ist eher allgemein verfasst, sodass auch mehrere Hund-Mensch-Teams eingesetzt werden können, ohne es jedes Mal wieder abändern zu müssen. Natürlich kann man es auch individuell auf das Team ausgerichtet verfassen.

Konzept für die Tiergestützte Intervention in ....

1. Grundsätzliches / Idee:

Tiergestützte Intervention mit Hunden soll emotional, kognitiv und sozial stützen sowie fördern. Dabei sind Tiere herausfordernde und konsequente, aber auch geduldige Lehrer. Sie nehmen die Stimmung der Bewohner / Gäste (folgend wird nur von Bewohnern geschrieben, welche die Gäste mit einschließen) sehr schnell wahr und spiegeln diese im eigenen Verhalten wieder. In gewünschter Weise reagieren sie nur auf klares und eindeutiges Verhalten.

Durch Hunde lernen Bewohner, eigene Wünsche zu spüren, sie klar zu formulieren, eigene Grenzen zu setzen, aber auch die Grenzen des Tieres zu akzeptieren. Die eigene und die Fremdwahrnehmung werden geschult und neue Verhaltensmuster können ausprobiert werden.

Im vorsichtigen, sensiblen, spielerischen und professionell begleiteten Umgang mit dem Tier wird eine ganzheitliche Förderung erzielt.

Das Tiergestützte Angebot ist dabei immer eine zielgerichtete, geplante und strukturierte Intervention, die von professionellen Fachkräften oder gleich qualifizierten Personen angeleitet und / oder durchgeführt wird. Der Fokus der Aktivitäten liegt auf ganzheitlichen Zielen, auf prosozialen Fertigkeiten und kognitiven Funktionen. Fortschritte werden gemessen und dokumentiert. Die Fachkraft, welche die Intervention durchführt, muss adäquate Kenntnisse über das Verhalten, die Bedürfnisse die Gesundheit und die Indikatoren / der Regulation von Stress der beteiligten Tiere besitzen. (vgl. tiergestützte, 1-2016, 32 f. / Definition nach dem White Paper der IAHAIO 2014)

Eine Bedarfserhebung, ob der Tiergestützte Besuch erwünscht ist, findet vor dem ersten Einsatz mit dem Tierbiografiebogen und der Einwilligung in die Tierbesuche statt.

2. Situationsbeschreibung für unsere Einrichtung / Zielgruppe

Hier beschreiben Sie kurz die Einrichtung und nach welchen Konzepten gearbeitet wird. Darauf aufbauend folgt, dass sich hier die Tiergestützte Intervention gut integrieren lässt.

Erwähnen Sie auch, in welchen Bereichen das Tier eingesetzt werden soll, sofern Sie mehrere Bereiche haben (stationäre Pflege, Wohngruppe, Tagespflege, etc.)

3. Ziele

Durch den Kontakt mit dem Hund sollen die Bewohner auf vielfältige Art und Weise angesprochen werden. Insbesondere die in der Einrichtung schwerpunktmäßigen Ansätze der Validation (spiegeln von Gefühlen) sowie die Biografiearbeit sollen durch den zielgerichteten Tiereinsatz gefördert werden. → Binden Sie hier in die Zielformulierung Ihre konzeptionellen Ansätze mit ein! Als Anregung dient der Satz zur Validation und Biografiearbeit.

Die Ziele eines Tiereinsatzes in unserer Einrichtung können beispielsweise sein:

- *Emotionale Ansprache (über körperliche Nähe des Tieres bekommt der Bewohner ein Gefühl von Wärme, Vertrauen, Sicherheit, Annahme, aber auch Akzeptanz und Verständnis zu dem fühlenden Tier.)*

- *Integration (durch das gemeinsame Interesse am Tier kann es den Bewohnern leichter fallen, untereinander in Kontakt zu treten, zudem treten Tiere dem Menschen gegenüber vorbehaltslos entgegen.)*

- *Sinneswahrnehmung (Fühlen, Riechen, Sehen und Hören von Tieren verschafft neue Reize.)*

- *Kommunikation / Sprache und phonologische Bewusstheit (Anregung zu Gesprächen mit dem Tier und dem Betreuer des Tieres sowie Gesprächsanlass innerhalb der Gruppe. Die Bewohner achten (wenn es möglich ist) auf eine deutliche Aussprache, da das Tier darauf besser regiert. Das Tier bewertet nicht, es ist geduldiger Zuhörer. Sprechhemmungen können abgebaut werden).*

- *Motivation (Tiere stellen eine große Motivation dar, auch um ungeliebte Tätigkeiten (schneller) zu erledigen oder neue Dinge zu erlernen.)*

- *Motorik (durch den Kontakt mit dem Tier wird die Motorik immer mit geschult, gezielte Bewegungsaufgaben können neue Ressourcen und Bewegungsabläufe wecken sowie die Körperwahrnehmung schulen).*

- *Stärkung des Selbstwertgefühls (Verantwortung übernehmen, übertragene Aufgaben erfolgreich lösen.)*

- *Sozialkompetenz und Empathie (Grenzen kennenlernen, setzen und akzeptieren. Was mag das Tier, was nicht? Was möchte ich? Was möchte ich nicht?)*

4. Inhalte der Einheiten

Mittelpunkt der Einheiten ist immer die Beziehung zwischen Bewohner und Tier. Beide begegnen sich in einer stressfreien Atmosphäre. Sie dürfen sich Zeit lassen - wahrnehmen - Grenzen erfühlen und begreifen. Das Tier ist hierbei gleichberechtigter Partner und kann den Bewohner spüren und spiegeln.

Ein Tierkontakt wird immer nach einem ähnlichen Aufbau ablaufen, dieser dient dem Bewohner auch als Orientierung:

- *Begrüßung der Person / Gruppe*
- *Wasser bereitstellen*
- *Bei Bedarf Papierkorb und alles, was das Tier stören könnte, beiseite- oder hochstellen, Türen schließen*
- *Freies Erkunden des Raumes, Begrüßung der Bewohner*
- *Aktivität, um einen Förderbereich gezielt über den Hund zu fördern**
- *Wasser wegbringen*
- *Hände waschen / reinigen*
- *eventuell beiseite Geräumtes wieder zurückstellen*
- *Verabschiedung und Verlassen des Raumes*

Beispielhafte Inhalte von Aktivitäten einer aktiven Einheit mit Tier könnten sein:

- *Auge-Hand-Koordination wird durch das Aufnehmen von Spielzeug oder Leckerlis für das Tier mit verschiedenen Gegenständen und Positionieren in verschiedenen Ablageorten gefördert.*
- *Biografiebezug durch Gespräche zu früher gehaltenen Tieren, welche durch das anwesende Tier angeregt werden.*

---

* *Die Aktivitäten können aktiv mit dem Hund stattfinden, mit dem Tier im Raum oder draußen aber auch ohne direkten Einbezug (passiv) oder bei Krankheit etc. des Tieres auch ganz ohne dieses, jedoch mit Hundebezug. Zu den Rahmenbedingungen für das Tier bezüglich der Aktivitäten- siehe Punkt 8 im Konzept.*

- *Taktile Stimulation findet mit jedem Streicheln statt.*

- *Im Umgang mit dem Hund wird die Frustrationstoleranz automatisch geschult, wenn der Hund nicht das macht, was der Bewohner möchte. Unsere Tiere dürfen das, was dann bewusst auch zu einer regelmäßigen Interaktion und Kommunikation führt.*

- *Die Bewohner kommen durch den ungezwungenen, entspannten Umgang mit dem Hund in einer gemütlichen Atmosphäre leichter zur Ruhe.*

- *Kommunikationsanlässe bieten Tiereinsätze immer. Eine gezielte Förderung kann durch Gesprächsanlässe zum Hund stattfinden (Aussehen, Rasse, Charakter, Befinden, Gefühle).*

- *Förderung der Feinmotorik durch z. B. Spiele mit Intelligenzspielzeugen.*

5. Die Teams

Der eingesetzte Hund ist auf seine Tauglichkeit für die Einsätze geprüft worden. Zur Qualitätssicherung des tiergestützten Angebotes werden beim Hundeeinsatz regelmäßige Nachprüfungen des Teams durchgeführt (jährlich / alle zwei Jahre je nach Ausbilder), generell sind regelmäßige Fortbildungen nachzuweisen (16 h in zwei Jahren / 8 h pro Jahr). Nachweise dazu siehe Einsatzordner.

Es ist zudem eine Weiterbildung in der tiergestützten Intervention erforderlich, welche die verantwortliche Fachkraft vor dem ersten Einsatz absolviert haben sollte.

Die Versorgung von Hunden liegt in der Verantwortung der jeweiligen Hundebesitzer. Alle sind auch verantwortlich für eine art- und tierschutzgerechte Haltung sowie den Gesundheitszustand der Tiere und haben ausreichende Kenntnisse zu den Bedürfnissen der eingesetzten Tiere. Die Hauptfütterung des Hundes erfolgt außerhalb der Einrichtungsräumlichkeiten (zu Hause). Bevor das Tier Räumlichkeiten betritt, wird es wenn notwendig gekämmt und bei schlechtem Wetter (nasses Fell) trockengerieben. Der Hund ist nur im Beisein der verantwortlichen Fachkraft in der Einrichtung unterwegs. Bewohner werden nie alleine mit dem Tier gelassen.

Fällt der Hundebesitzer während eines Einsatztages spontan durch ein Schadensereignis aus, so wird der Hund zum Kollegen .... gebracht, welcher dann die Angehörigen informiert und um Abholung bittet. Bis zur Abholung verbleibt der Hund in der Obhut dieses ihm bekannten Kollegen.

6. Die Räumlichkeiten, in denen die Tiergestützte Intervention durchgeführt wird

Die Einheiten werden in den Gruppenräumen oder Zimmern der Bewohner oder auf einer Außenfläche stattfinden. Es wird vor dem Einsatz auf saubere Böden geachtet (Vergiftungsgefahr für das Tier). Ein Rückzug des Tieres aus jeder Aktivität muss möglich sein. Sind die Räumlichkeiten im Sommer zu erhitzt, wird auf einen Einsatz verzichtet.

7. Einsatzarten

Der Hund kann in der Gruppe (mit maximal 6 Bewohnern) und im Einzelsetting eingesetzt werden. Die Einsätze können aktiv mit dem Hund, mit anwesendem, passivem Tier oder ohne Hund (mit Hundebezug) stattfinden.

8. Einsatzhäufigkeit / Befristung

Gemäß der Empfehlungen der tierärztlichen Vereinigung für Tierschutz wird der Hund maximal drei Mal wöchentlich und dann nur zeitlich beschränkt direkt bei den Bewohnern eingesetzt. Geplant ist ein Einsatz max. drei Mal pro Woche für höchstens eine Stunde (bei Tieren mit Routine, nicht in der Einarbeitung und im Alter) → aktualisieren hier gezielt für die durch Sie eingesetzten Tiere, es handelt sich hier nur um eine Beispielformulierung, die TVT empfiehlt mit Pause bis zu zwei Stunden.

Bei Verdacht auf das Vorliegen einer Erkrankung (inklusive Parasiten wie Flöhe, Würmer etc.) des Hundes wird möglichst schnell ein Tierarzt zu Rate gezogen. Bei Verdacht auf das Vorliegen einer für den Menschen ansteckenden Erkrankung wird das Tier sofort von der Einrichtung ferngehalten. Ein Kontakt mit Bewohnern / Kollegen darf erst wieder erfolgen, wenn nach tierärztlichem Rat eine Ansteckung nicht mehr zu befürchten ist. Auch deutliche Anzeichen von Stress haben einen Einsatzabbruch und gegebenenfalls eine tierärztliche Abklärung zur Folge. Bei einem tierärztlichen Einsatzverbot, bei fehlender Motivation oder nicht bestandener Nachprüfung geht das Tier nicht mehr in Einsätze.

9. Finanzierung und Kosten

Beispiel Kosten Hundehalter: Die Kosten für den Einsatz und die Tierhaltung werden über Quittungen erstattet bzw. über einen monatlichen Pauschalbetrag teilweise übernommen bzw. mit der Übernahme der Weiterbildungs- und Nachprüfungskosten vergolten.

Beispiel Finanzierung: Die Kosten werden aus dem erwirtschafteten Überschuss getragen. Die Kosten werden durch Spenden / den Förderverein getragen. Die Kosten werden über die Ab-

rechnung nach § 39, 45 b SGB XI refinanziert. Die Kosten werden direkt mit den Bewohnern als Sonderleistung abgerechnet.

Beschreiben Sie hier Ihre individuelle Regelung!

10. Hygiene

Der Hund wird gegen die häufigsten Infektionserkrankungen entsprechend der Empfehlung der ständigen Impfkommission nachweislich geimpft. Vor dem Tätigkeitsbeginn in unserer Einrichtung wurde der Hund entsprechend den Empfehlungen des European Scientific Counsel Companion Animal Parasites (ESCCAP) mit geeigneten Präparaten entwurmt bzw. eine Kotuntersuchung auf Parasiten veranlasst. Die zukünftigen Entwurmungen / Kotuntersuchungen werden in vierteljährlichen Abständen durchgeführt. Die Kotuntersuchungen / Entwurmungen werden unter Angabe des verwendeten Präparates / Institutes dokumentiert. Die Tiere werden zudem täglich auf Zecken, Flöhe etc. untersucht. Bei Bedarf sind in Rücksprache mit dem Tierarzt weitere Maßnahmen einzuleiten. Körperausscheidungen innerhalb von Räumlichkeiten werden sofort mit saugfähigen Einmaltüchern entsorgt, die entsprechende Stelle wird desinfiziert. Im Außenbereich werden Fäkalien mit entsprechenden Beuteln / Geräten aufgenommen und entsorgt. Nach dem Kontakt mit Körperausscheidungen werden die Hände gewaschen und gegebenenfalls desinfiziert. Die Haltung von Tieren bzw. die Versorgung erfordert keine Änderungen des üblichen Reinigungs- / bzw. Desinfektionsablaufes. Der Reinigungs- und Desinfektionsplan der Einrichtung wird durch den Reinigungszyklus für den Platz des Tieres ergänzt. Eine Reinigung der durch den Hund betretenden Räume erfolgt mit dem normalen Reinigungszyklus. Bezüglich der Tierutensilien gelten die in der Hygieneplanergänzung festgelegten Vorgaben.

Nach jedem Tierkontakt werden die Hände (und ggf. beleckte Stellen) gründlich gewaschen, ggf. erfolgt eine Händedesinfektion

Zu folgenden Bereichen der Einrichtung haben Tiere keinen Zutritt:

- *Küche und Räume, in denen Lebensmittel verarbeitet werden (Großküche / Lebensmittellager)*
- *Sanitäre Anlagen*
- *Wäscherei bzw. Wäschelager*
- *Räume, die von Bewohnern oder Kollegen mit bekannter Tierhaarallergie genutzt werden. Insofern es Sonderregelungen bei Allergien gibt, sind diese schriftlich festgehalten*
- *Räumlichkeiten / Außenbereiche, in denen sich Bewohner / Kollegen mit Angst vor dem Tier aufhalten. Insofern es Sonderregelungen gibt, sind diese schriftlich festgehalten.*

- *Räumlichkeiten / Außenbereiche in denen sich Bewohner / Kollegen aufhalten, die aufgrund ihrer religiösen Überzeugungen keinen Kontakt zum Tier wünschen. Insofern es Sonderregelungen gibt, sind diese schriftlich festgehalten.*

- *Räume, die von Bewohnern mit akuten Erkrankungen sowie mit hochgradig infektiösen Erregern infiziert sind, genutzt werden. Räume, in denen sich Bewohner mit ausgedehnten Ekzemen, ausgeprägter Immunschwäche oder mit einer Besiedelung von multiresistenten Erregern aufhalten*

11. Beteiligte Ämter und rechtliche Vorgaben

Vor dem ersten Einsatz werden folgende Institutionen über den Tiereinsatz informiert:

- *Gesundheitsamt*

- *Veterinäramt*

- *Berufsgenossenschaft*

Alle notwendigen Dokumente (siehe Anlage bzw. Einsatzordner) sowie Bewilligungen der Ämter sind als Kopie im Einsatzordner in der Einrichtung hinterlegt. Dieser befindet sich im Büro der jeweiligen Fachkraft.

12. Versicherung und Haftungsfall

Es liegt eine Haftpflichtversicherung für den Einsatz vor.

Sämtliche Verletzungen, die durch den Hund verursacht werden, werden im Verletzungsprotokoll protokolliert und bei Bedarf ärztlich untersucht. Betreuer / Bevollmächtigte müssen zeitnah über den Vorfall informiert werden. Erkrankt ein Bewohner oder Mitarbeiter und könnte das mit den Tierbesuchen in Verbindung stehen, ist der behandelnde Arzt auf die Tiereinsätze hinzuweisen.

13. Einwilligungen

Bewohner / Bevollmächtigte / Betreuer:

Vor dem ersten Besuch müssen die Bewohner / Betreuer / Bevollmächtigten einen kurzen Fragebogen mit Einwilligung ausfüllen, auf dem sie den Besuch erlauben oder nicht. Hier können auch Einschränkungen zum Tierkontakt aufgeführt werden.

Wird der Kontakt generell verneint, so wird der Hund von diesem Bewohner ferngehalten. Mit den Einsätzen wird generell erst nach der Einwilligung begonnen. Die Bewohner müssen dem Hundebesuch positiv gegenüberstehen (keine Kontraindikation).

Kontraindikationen können sein:

- Allergie
- Infektionen etc.
- Besiedelung mit multiresistenten Keimen
- Angst vor dem Hund
- Religiöse Überzeugungen
- Aggressives Verhalten oder konstante Grenzüberschreitungen des Bewohners

→ Es ist hier immer sicherzustellen, dass der Hund keinen Kontakt zu dem betroffenen Bewohner hat beziehungsweise sind weitere Regelungen / Anweisungen schriftlich festgehalten.

<u>Mitarbeiter:</u>

Alle Mitarbeiter, die im Rahmen ihrer Tätigkeiten mit dem Hund in Berührung kommen, werden in einer hausinternen Informationsveranstaltung auf den Umgang mit dem Tier vorbereitet (inklusive aller Risiken) und belehrt. Erst nach dem Einverständnis jedes Mitarbeiters der theoretisch in Zukunft in Kontakt mit dem Tier kommen könnte, wird mit den Einsätzen begonnen. Einschränkend können sich auf den Tiereinsatz auswirken:

- Allergie
- Infektionen etc.
- Angst vor dem Tier
- Religiöse Überzeugungen

→ Es ist hier immer sicherzustellen, dass das Tier keinen Kontakt zu dem betroffenen Mitarbeiter hat beziehungsweise sind weitere Regelungen / Anweisungen schriftlich durch den Mitarbeiter festgehalten.

14. Dokumentation

Bevor es zu einem Hundekontakt kommt, wird eine Situationsanalyse durchgeführt, um Ressourcen des Bewohners herauszufiltern und entsprechend dieser eine kurze Zielplanung anzufertigen (Tierbiografiebogen, Gespräch mit dem Personal und ggf. Angehörigen / Betreuer). Der daraufhin erfolgte Einsatz wird auf dem entsprechenden Dokument kurz dokumentiert, ggf. evaluiert und wenn möglich auch gleich ein Ziel für die nächste Einheit festgehalten.

Zuletzt aktualisiert / überprüft am: ....

Anlagen zum Konzept (Inhalte des Einsatzordners, der in der Einrichtung verbleibt)

- *Versicherungsnachweis*
- *Hygieneplanergänzung*
- *Prophylaxeblatt und / oder tierärztliche Gesundheitsbescheinigung*
- *Weiterbildungsnachweis, Eignungsprüfung des Hundes, wenn vorhanden*
- *Mitarbeiterbelehrung*
- *Einwilligungsdokument*
- *Sachkundenachweis zur Tierhaltung, wenn vorhanden*
- *Führungszeugnis (optional)*

Ein gut erarbeitetes Konzept bildet auch die Grundlagen für weitere Dokumente wie die Mitarbeiterbelehrung oder die Hygieneplanergänzung, da dann viele Elemente einfach kopiert werden können.

Einwilligung und Aufklärung des Personals

Bevor aus einer Idee weitere Handlungsschritte folgen, muss eine Einwilligung der Leitung und/oder Geschäftsführung eingeholt werden. Es ist zudem zu empfehlen, diese schriftlich zu fixieren und alle weiteren Schritte in engem Austausch mit der Leitungsebene weiter zu planen.

Nach den Unfallverhütungsvorschriften der Berufsgenossenschaften muss das Personal aufgeklärt werden. Im Arbeitsschutzgesetz findet sich unter § 5 Abs. 3 Nr. 5 ff. eine Unterweisungspflicht. Bei der Berufsgenossenschaft für Wohlfahrtspflege, welche für soziale Einsatzbereiche zuständig ist, findet man dazu Ausführlicheres, unter anderem: Unterweisungen vermitteln den Beschäftigten die nötige Qualifikation, um sich im Betrieb sicher und gesundheitsförderlich zu verhalten. Das betrifft für den Tiergestützten Bereich folgende Unterweisungen *(vgl. Grünig; Markgraf 2018)*:

- Verhalten bei Unfällen und Notfällen/Notfallvorsorge/Verbandbuch
- Gefährdungen am Arbeitsplatz und Schutzmaßnahmen (ArbSchG § 12)
- Umgang mit biologischen Arbeitsstoffen (BioStoffV § 12)

Verlangt wird demnach eine Aufklärung zum Umgang mit dem Hund, zur Vermeidung von Verletzungen und zu den Hygienemaßnahmen, auch bezüglich des Wohlbefindens des Tieres. *(vgl. Weber/Schwarzkopf (2003) S. 111)* Eine Personalaufklärung und Motivation zum Hundeeinsatz ist daher sehr zu empfehlen. Das Personal sollte also bezüglich des Hundeeinsatzes geschult und vor allem motiviert werden, denn nur, wenn das Personal hinter dem Hundeeinsatz steht, kann dieser ein Erfolg werden!

Im Downloadbereich (Download 2) ist eine beispielhafte Mitarbeiterbelehrung zu finden. Diese kann in der Einrichtung verteilt werden. Das Personal kann sie dann in einer ruhigen Minute studieren und unterschreiben. Es könnte auch an eine Teambesprechung geknüpft sein, in der Sie Ihre Arbeit (mit Hund) vorstellen. Zudem sollte der tiergestützt arbeitende Ehrenamtliche/Kollege immer offen für die Fragen des Personals sein und während der Besuche einige Minuten bei diesem einplanen. Auch die Schwestern und Pfleger freuen sich (meistens) über tierische Abwechslung und man bekommt hilfreiche Informationen zu den Besuchten.

Einwilligung der Besuchten

Eine Einwilligung der Besuchten im Seniorenheim erfolgt oft über Bevollmächtigte oder gesetzliche Betreuer und ist immer notwendig, um bei Beschwerden oder im Schadensfall abgesichert zu sein. Ein Beispiel finden im Downloadbereich (Download 3).

Hygieneplanergänzung

Nach §36 Infektionsschutzgesetz müssen Gemeinschaftseinrichtungen generell einen Hygieneplan erstellen. Dieser ist nach Inkrafttreten für alle Angestellten verbindlich, Verstöße können somit arbeitsrechtliche Folgen haben. *(vgl. Schwarzkopf 2015, S. 3)*

Eine Hygieneplanergänzung unter Einbezug der Tiergestützten Interventionen sollte folgende Punkte beinhalten:

Eine Einleitung mit der Begründung des Tiereinsatzes, also den positiven Wirkungen und dem Ziel des Hygieneplanes, die Verhinderung von Krankheiten und Verletzungen durch den Hund sowie des Hundes.

Es sollte wie schon erwähnt ein Hygienebeauftragter als Ansprechpartner mit seiner Telefonnummer für die Einrichtung festgelegt werden. Er stellt dann die Kontaktperson bezüglich aller Fragen zum Hundeeinsatz dar. Die Rechtsgrundlagen müssen benannt werden, also mindestens §36 Infektionsschutzgesetz und die Vorschriften nach dem Arbeitsschutzgesetz (siehe vorheriger Abschnitt).

Nachweise zu den eingesetzten Tieren: es sollten aktuelle Kopien über den vollständigen Impfschutz, regelmäßige Entwurmung sowie Floh- und Zeckenprophylaxe alle ein bis drei Monate sowie der Hundehaftpflichtversicherung bereitgehalten werden. Eine Bescheinigung des Tierarztes über die Einsatzfähigkeit des Hundes sollte mindestens jährlich vorgelegt werden. Eine enge Zusammenarbeit mit dem Tierarzt ist im Rahmen der Tiergestützten Intervention immer zu empfehlen.

Räumlichkeiten, die für den Hund tabu sind gehören auch in die Hygieneplanergänzung, dazu gehören sämtliche Küchen (Lebensmittelhygienverordnung), Wäscherei und Lager der sauberen Wäsche, Zimmer und Aufenthaltsräumlichkeiten von Tierallergikern, akut Kranken, Bewohnern mit ausgedehnten Ekzemen, von Bewohnern mit multiresistent besiedelten Keimen, von Bewohnern mit Infektionen und stark abwehrgeschwächten Bewohnern – insofern keine anders lautenden ärztlichen Einzelfallregelungen vorliegen.

Die Anforderungen an das Personal sollten erläutert werden, diese enthalten Informationsveranstaltungen und Handlungsanweisungen bezüglich des Hundes.

Reinigungs- und Desinfektionsfragen: Generell hat ein Hund keine Änderung der Reinigung und Desinfektion zur Folge. Bei Haltung in der Einrichtung muss auf eine regelmäßige Reinigung des Platzes des Tieres mit dafür geeigneten Mitteln geachtet werden.

→ Dieser Rahmenplan kann noch genauer um Erkrankungen ergänzt werden, bei denen von einem Tierkontakt abzuraten ist. Empfohlenswert ist auch eine Übersicht von typischen auf den Menschen übertragbaren Hundeerkrankungen und deren Leitsymptomen, um eine eventuelle Diagnose und schnelle Therapie im Krankheitsfall einleiten zu können. *(vgl. Schwarzkopf 2003, S. 112–114)*

Generell kann man den Einrichtungen, welche Hundeeinsätze planen oder schon durchführen, dazu raten, von den Hundebesitzern schriftliche Erklärungen über das Tier zu verlangen. Diese beinhalten alle wichtigen Daten

Tierärztliches Gesundheitszeugnis

Hiermit bescheinigen wir Ihnen, dass bei Ihrem Hund

Name: ______________________ Rasse: ______________________

Wurfdatum: ____________ Alter: _____ Geschlecht: O weiblich O männlich

Chip-Nr.: ____________________ ,

der am heutigen Tage von uns klinisch untersucht wurde, das Allgemeinbefinden, der Ernährungs- und Pflegezustand ohne Beanstandungen sind. Insbesondere ist der Hund aus unserer heutigen medizinischen Sicht für einen Einsatz als Therapie- oder Pädagogikbegleithund geeignet und dementsprechend gesundheitlich belastbar.

O Der Hund ist zudem vollständig geimpft (Tollwut, Staupe, Hepatitis, Leptospirose, Zwingerhusten, Parovirose). Datum der letzten Impfung(en): ______________________

O Der Hund wird regelmäßig entwurmt oder es wird mindestens alle drei Monate eine Kotuntersuchung durchgeführt.

O Der Hund ist frei von Flöhen.

Status Präsens

Kopf und Hals	O ohne Befund	O auffällig:
Nase	O ohne Befund	O auffällig:
Augen	O ohne Befund	O auffällig:
Ohren	O ohne Befund	O auffällig:
Fang (Schleimhaut/Zähne/Zahnfleisch)	O ohne Befund	O auffällig:
Lymphknoten	O ohne Befund	O auffällig:
Haut und Fell	O ohne Befund	O auffällig:
Geschlechtsorgane, Harnorgane, Anus	O ohne Befund	O auffällig:
Bewegungsapparat	O ohne Befund	O auffällig:
Gelenke	O ohne Befund	O auffällig:
Krallenbett, Zwischenzehenräume	O ohne Befund	O auffällig:
Atmungs-Herz-Kreislauforgane	O ohne Befund	O auffällig:
Abdomen	O ohne Befund	O auffällig:
Gang	O ohne Befund	O auffällig:
Verhalten allgemein	O ohne Befund	O auffällig:
Gewicht	________ kg	O auffällig:

Ergänzungen:

______________________ ______________________

Ort/ Datum Unterschrift/ Stempel Tierarzt

Beispiel eines tierärztlichen Gesundheitszeugnisses für den Einsatz (Download 4)

zum Hund, dem Einsatz und lassen auch Raum für individuelle Anmerkungen. Sie sind für alle Beteiligten der effektivste und einfachste Weg die im Hygieneplan verlangten Daten zu verwalten (siehe Download 5, Prophylaxeprotokoll).

Ob der Tierbesuch von ehrenamtlichen Hund-Mensch-Teams generell in den Hygieneplan aufgenommen wird, hängt von dem Personal vor Ort ab, ob man sich die Arbeit machen möchte und ob der Bedarf dazu überhaupt gegeben ist. Kleiner Tipp: lassen Sie sich aber auf jeden Fall den Hygieneplan der Einrichtung vom Hygienebeauftragten erklären! Dadurch sind Sie umfassend über die Hygieneregeln der Einrichtung informiert und können Ihre Fragen bei Unklarheiten sofort der richtigen Person stellen. Generell sollte ein „Besuchshefter" angelegt werden. Wird dieser ordentlich geführt, erfüllt er die Kriterien des Hygieneplans und stellt somit eine Ergänzung dar (siehe S. 71).

Es gibt immer wieder mal Behörden, welche auch eine Gefährdungsbeurteilung von den hauptamtlichen Teams wollten. Es ist sicherlich bei der Konzepterstellung sinnvoll, darüber nachzudenken, eine solche gleich ergänzend als Punkt im Hygieneplan zu erstellen. Ein Beispiel für eine Hygieneplanergänzung mit integrierter Gefährdungsbeurteilung finden Sie auf den folgenden Seiten, sie steht auch als Download 6 zur Verfügung, ebenso wie das Verletzungsprotokoll (Download 7) – falls doch einmal etwas passieren sollte.

Hygieneplanergänzung – Hundeeinsatz im Seniorenheim

Ziel: *Das Risiko einer Infektionsübertragung von einem Hund auf einen Menschen und umgekehrt in der Einrichtung zu minimieren:*

A. ANSPRECHPARTNER UND ZUSTÄNDIGER MITARBEITER

Leitung: .... Tel. .... Mail: ....

Hundebesitzer: .... Tel. .... Mail: ....

Hygienebeauftagter: .... Tel. .... Mail: ....

B. RECHTSGRUNDLAGEN

§ 36 Infektionsschutzgesetz

C. ANFORDERUNGEN BEZÜGLICH DES HUNDES

1. Gesundheitliche und allgemeine Unbedenklichkeit

Der Gesundheitsstatus des Hundes ist vor Aufnahme seiner Tätigkeit durch einen Tierarzt erhoben worden (siehe Einsatzordner), dieser wird zudem jährlich / halbjährlich / quartalsweise neu überprüft. Eine Eignungssichtung des Hundes ist erfolgt (siehe Einsatzordner) und wird regelmäßig wiederholt (siehe Einsatzordner). Eine Weiterbildung zur hundegestützten Pädagogik / Aktivität / Therapie wurde .... (Jahr) bei .... (Anbieter) erfolgreich absolviert.

2. Individuelle Kennzeichnung des Hundes

Als Kennzeichnung wurde ein implantierter Transponder verwendet. Die Nummer steht im Impfausweis (siehe Einsatzordner).

3. Impfungen

Der Hund wurde gegen die häufigsten Infektionserkrankungen entsprechend der Empfehlung der ständigen Impfkommission nachweislich geimpft:

- *siehe Impfpass*

- *Kopien des Impfpasses im Einsatzordner*

4. Endoparasiten

Vor dem Tätigkeitsbeginn in der o.g. Einrichtung wurde der Hund entsprechend der Empfehlungen des European Scientific Counsel Companion Animal Parasites (ESCCAP) mit geeigneten Präparaten entwurmt/bzw. eine Kotuntersuchung auf Parasiten veranlasst.

Die zukünftigen Entwurmungen/Kotuntersuchungen werden in vierteljährlichen Abständen durchgeführt. Die Kotuntersuchungen/Entwurmungen sind unter Angabe des verwendeten Präparates zu dokumentierten (siehe Einsatzordner).

5. Ektoparasiten

Der Hund wird täglich auf Zecken, Flöhe etc. untersucht. Bei Bedarf sind in Rücksprache mit dem Tierarzt weitere Maßnahmen einzuleiten (Dokumentation dieser siehe Einsatzordner).

6. Zugangsbeschränkungen für den Hund

Zu folgenden Bereichen der Einrichtung hat der Hund keinen Zutritt:

- *Küche und Räume, in denen Lebensmittel verarbeitet werden*

- *Sanitäre Anlagen*

- *Wäscherei bzw. Wäschelager*

- *Räume, die von Bewohnern oder Kollegen mit bekannter Tierhaarallergie genutzt werden. Sofern es Sonderregelungen bei Allergien gibt, sind diese schriftlich festgehalten.*

- *Räumlichkeiten/Außenbereiche, in denen sich Bewohner/Kollegen mit Angst vor dem Hund aufhalten. Sofern es Sonderregelungen gibt, sind diese schriftlich festgehalten.*

- Räumlichkeiten/Außenbereiche, in denen sich Bewohner/Kollegen aufhalten, die aufgrund ihrer religiösen Überzeugungen keinen Kontakt zum Hund wünschen. Sofern es Sonderregelungen gibt, sind diese schriftlich festgehalten.

- Räume, die von akut erkrankten oder mit hochgradig infektiösen Erregern infizierten Bewohnern genutzt werden. Die Bewohner werden isoliert, der Hund hat keinen Kontakt mehr zum Isolationsbereich, bis der Bewohner gesund und die Räumlichkeit desinfiziert ist.

- Räume, in denen sich Bewohner mit ausgedehnten Ekzemen, ausgeprägter Immunschwäche oder mit einer Besiedelung von multiresistenten Erregern aufhalten.

7. Versorgung des Hundes

Die Versorgung des Hundes liegt in der Verantwortung des Hundebesitzers. Er ist auch verantwortlich für eine art- und tierschutzgerechte Haltung sowie den Gesundheitszustand des Hundes und hat ausreichende Kenntnisse zu den Bedürfnissen von Hunden. Die Fütterung des Hundes erfolgt außerhalb der Einrichtung (zu Hause des Hundebesitzers). Bevor der Hund die Einrichtung betritt, wird er gekämmt und bei schlechtem Wetter (nasses Fell) trockengerieben. Der Hund ist nur in seinem Beisein in der Einrichtung unterwegs. Bewohner werden nie alleine mit dem Hund gelassen. Der Hund lebt in der Häuslichkeit des Hundebesitzers.

8. Entsorgung von Körperausscheidungen

Körperausscheidungen innerhalb von Räumlichkeiten werden sofort mit saugfähigen Einmaltüchern entsorgt, die entsprechende Stelle wird desinfiziert. Im Außenbereich werden Fäkalien mit entsprechenden Beuteln aufgenommen und entsorgt. Nach dem Kontakt mit Körperausscheidungen werden die Hände gewaschen und gegebenenfalls desinfiziert.

9. Erkrankung des Hundes/Tierarztbesuche und Einsatzverbot

Bei Verdacht auf das Vorliegen einer Erkrankung (inklusive Parasiten wie Flöhe, Würmer etc.) des Hundes wird möglichst schnell ein Tierarzt zu Rate gezogen. Bei Verdacht auf das Vorliegen einer für den Menschen ansteckenden Erkrankung wird der Hund sofort von der Einrichtung ferngehalten.

Ein Kontakt mit den Bewohnern/Kollegen darf erst wieder erfolgen, wenn nach tierärztlichem Rat eine Ansteckung nicht mehr zu befürchten ist. Auch deutliche Anzeichen von Stress haben einen Einsatzabbruch und gegebenenfalls eine tierärztliche Abklärung zur Folge. Tierärztliche Behandlungen des Hundes werden auf einem dafür vorgesehenen Protokoll im Einsatzordner dokumentiert. Bei einem tierärztlichen Einsatzverbot, bei fehlender Motivation oder nicht bestandener Nachprüfung geht der Hund nicht mehr in Einsätze.

10. Versicherung

Es liegt eine Haftpflichtversicherung für den Einsatz vor (siehe Einsatzordner).

D. ANFORDERUNGEN AN DIE ZIELGRUPPEN

1. Bewohner

Mit den Einsätzen wird generell erst nach einer Einwilligung begonnen. Die Bewohner müssen dem Hundebesuch positiv gegenüberstehen (keine Kontraindikation). Vor und nach jedem Hundekontakt werden die Hände (und ggf. beleckte Stellen) gründlich gewaschen, ggf. erfolgt eine Händedesinfektion.

Kontraindikationen können sein:

- Allergie
- Infektionen etc. (siehe C.6)
- Angst vor dem Hund
- Religiöse Überzeugungen
- Aggressives Verhalten oder konstante Grenzüberschreitungen des Bewohners

→ Es ist hier immer sicherzustellen, dass der Hund keinen Kontakt zu dem betroffenen Bewohner hat, beziehungsweise sind weitere Regelungen/Anweisungen schriftlich durch die Bewohner/Bevollmächtigten oder gesetzlichen Betreuer festgehalten.

2. Mitarbeiter

Alle Mitarbeiter, die im Rahmen ihrer Tätigkeiten mit dem Hund in Berührung kommen, werden in einer hausinternen Informationsveranstaltung auf den Umgang mit dem Hund vorbereitet (inklusive aller Risiken) und belehrt. Erst nach dem Einverständnis jedes Mitarbeiters, der theoretisch in Zukunft in Kontakt mit dem Hund kommen könnte, wird mit den Einsätzen begonnen. Vor und nach jedem Hundekontakt werden die Hände (und gegebenenfalls beleckte Stellen) gründlich gewaschen, ggf. erfolgt eine Händedesinfektion.

Einschränkend können sich auf den Hundeeinsatz auswirken:

- *Allergien*
- *Infektionen etc. (siehe C.6)*
- *Angst vor dem Hund*
- *Religiöse Überzeugungen*

➔ *Es ist hier immer sicherzustellen, dass der Hund keinen Kontakt zu dem betroffenen Mitarbeiter hat beziehungsweise sind weitere Regelungen/Anweisungen schriftlich durch den Mitarbeiter festgehalten.*

E. REINIGUNG UND DESINFEKTION

Die Haltung von Tieren bzw. die Versorgung von Tieren erfordert keine Änderungen des üblichen Reinigungs-/bzw. Desinfektionsablaufes. Eine Reinigung der durch den Hund betretenden Räume erfolgt mit dem normalen Reinigungszyklus. Der Reinigungs- und Desinfektionsplan der Einrichtung wird durch den Reinigungszyklus für den Platz des Hundes ergänzt.

Bezüglich der Hundeutensilien gilt es Folgendes zu beachten:

- *Der Hundenapf wird täglich desinfiziert oder mit mindestens 60 Grad Celsius warmem Wasser ausgespült und getrocknet.*
- *Die Hundedecken, Handtücher, Kissen und sonstige Liegestätten sind täglich zu reinigen. Stoffzubehör wird wöchentlich gewaschen (mindestens 60 Grad Celsius). Bei Kontakt mit Fäkalien oder Erbrochenem wird das Zubehör sofort gewaschen bzw. desinfiziert.*
- *Einsatzmaterial und sonstiges Zubehör wird nach dem Gebrauch desinfiziert oder mit 60 Grad Celsius warmen Wasser abgespült bzw. gewaschen.*
- *Vorsorglich hat der Hundeführer Desinfektionsmittel und Feuchttücher am Einsatzort griffbereit.*

F. GEFÄHRDUNGSANALYSE

1. Mögliche Risiken durch den Hundeeinsatz sind:

- *Zoonosen-Erreger, die auf den Menschen übertragbar sind (vgl. Schwarzkopf 2015,S. 13 ff.)*
    - *von Tier zu Tier zu Mensch (Bakterien wie Salmonellen oder Campylobacter/ Viren wie Tollwut/Pilze wie Trichophyton oder Microsporum sowie Parasiten wie Würmer)*
    - *von Futter zu Tier zu Mensch (Bakterien wie Salmonellen, Campylobacter, Yersinien, Shigellen und Parasiten durch Wurmeier)*
    - *von Tier zu Lebensmittel zu Mensch (Bakterien wie Salmonellen, Campylobacter, Yersinien, Shigellen oder Pilze oder Parasiten durch Wurmeier)*
    - *von Tier zu Wasser zu Mensch (Parasiten: Giardia lamblia)*
    - *von Mensch zu Tier zu Mensch (Bakterien in Form von multiresistenten Erregern und Parasiten in Form von Milben)*
- *Offene Wunden (auch durch Hautkrankheiten), durch welche Erreger in den menschlichen Körper gelangen könnten*
- *Allergien*
- *Unfälle mit dem Hund (Sturz, Kratzer, Biss)*
- *Schlechte Vorbereitung des Hundes, daraus resultierender Stress, daraus resultierende Verhaltensrisiken*
- *Fehlerhafte Reinigung/Desinfektion*

2. Maßnahmen zur Prävention sind neben einer guten Pflege des Hundes die unter:

- *A, C 7: Verantwortliche Person für den Hund*
- *C 1: Gesundheitliche und allgemeine Unbedenklichkeit des Hundes*
- *C 3: Impfungen*
- *C 4: Endoparasiten*

- *C 5: Ektoprasiten*
- *C 6: Zugangsbeschränkungen*
- *C 7: Versorgung des Hundes / verantwortliche Person*
- *C 8: Entfernung von Körperausscheidungen*
- *C 9: Erkrankung des Hundes / Tierarzt und Einsatzverbot*
- *D: Basishygiene der Kinder / Klienten / Mitarbeiterinklusive Einwilligung und Mitarbeiterbelehrung*
- *E: Desinfektion und Reinigung genannten Maßnahmen.*

Zudem sind die Bewohner nie alleine mit dem Hund. Ist der Hund im Einsatz, wird durch ein Türschild darauf hingewiesen. Der Hund wird nur im Rahmen seiner Leistungsmöglichkeiten gemäß den Empfehlungen der tierärztlichen Vereinigung für Tierschutz eingesetzt und nicht instrumentalisiert. Er bekommt ausreichend Pausen, in denen er sich auch draußen lösen kann.

Sämtliche Verletzungen, die durch den Hund verursacht werden, werden im Verletzungsprotokoll protokolliert und bei Bedarf ärztlich untersucht. Betreuer / Bevollmächtigte müssen zeitnah über den Vorfall informiert werden. Wunden müssen abgedeckt werden. Jede Verletzung des Hundes ist veterinärmedizinisch untersuchen zu lassen. Erkrankt ein Bewohner oder Mitarbeiter, ist der behandelnde Arzt auf die Hundeeinsätze hinzuweisen.

Gültig ab: ....

Zuletzt aktualisiert / überprüft am: ....

....	....	....
Datum	*Unterschrift Leitung*	*Unterschrift Hygienebeauftragter*

Wichtig für Fachkräfte: §11 Tierschutzgesetz, Gesundheitsamt Hundesteuer und Steuererklärung

Paragraf 11: Ein im Alltag oft noch unterschätzter Punkt bei Fachkräften ist der § 11 Tierschutzgesetz. Dieser besagt, dass wer Wirbeltiere (Hunde) gewerbsmäßig hält (der Hund kommt mit zur Erwerbsarbeit, wo man mit Gewinnerzielungsabsicht hingeht) „bedarf der Erlaubnis der zuständigen Behörde". Dazu zählt auch das „Zurschaustellen von Hunden" („Mein Hund liegt doch nur rum und muss gar nichts machen."). Zudem steht im Gesetz „Mit der Ausübung der Tätigkeit nach Absatz 1 Satz 1 darf erst nach Erteilung der Erlaubnis begonnen werden." Das heißt konkret eigentlich: mit den Einsätzen dürfen Fachkräfte eigentlich erst beginnen, wenn eine Meldung an das Veterinäramt erfolgt ist. Was heißt das in der Praxis? Man sollte vor Aufnahme der Tätigkeit Kontakt mit dem zuständigen Amtsveterinär aufnehmen, um eine erlaubnispflichtige Tätigkeit mit dem Hund nach § 11 I Nr. 8 a, den gewerblichen Einsatz des Hundes anzumelden (siehe Download 8). Oft gibt es dann einen vor Ort Termin in der Einsatzstätte, wo man im Fachgespräch seine Sachkunde nachweist und sich der Amtsveterinär eine Einheit anschaut. Es wurde auch schon ein Test speziell für Veterinärämter von der TVT herausgebracht, welcher aber noch eher selten Anwendung findet. (siehe *TVT 2018 b*) Die Bewilligung des Einsatzes kann unter Auflagen erfolgen (z. B. Fortbildungen oder Nachprüfungen). Ob die Veterinärämter eine einschlägige Weiterbildung als Voraussetzung zur Anerkennung machen, wird sehr unterschiedlich gehandhabt. Ebenso verhält es sich mit den Kosten, die von fünfzig bis zu mehreren hundert Euro reichen können. Also am besten vor den Einsatz schriftlich nachfragen, was für eine Bewilligung verlangt wird (bei mündlichen Absprachen wird ggf. später eine Beweislast schwierig). Viele Ämter haben die Anträge bereits online zur Verfügung gestellt. Übrigens sind Amtsveterinäre auch nur Menschen und in der Regel genauso nett wie der Haustierarzt! Man muss also keine Angst vor diesem Gang haben. Und was passiert, wenn ich es nicht melde? Wahrscheinlich nichts, vielleicht steht irgendwann das Veterinäramt vor der Tür und fragt mal nach, warum es denn nichts von den Einsätzen weiß, dann droht eventuell ein Bußgeld. Das ist mir aber aus der Praxis bisher nicht bekannt. Was aber höchst problematisch werden könnte, ist, wenn es einen Unfall oder Ähnliches mit dem Hund und einem Besuchten oder dem Personal gibt. Es könnte sein, dass die Versicherung den gesetzlich vorgeschrieben § 11, also die Erlaubnis, sehen möchte. Kann man diese nicht vorlegen, könnte man sich im rechtlichen Status einer groben Fahrlässigkeit befinden (denn man hat das Gesetz bewusst nicht eingehalten), was dazu führen könnte, dass die Versicherung nicht bezahlt. Es ist mir jedoch kein solcher Fall bekannt.

Übrigens wurde auf dem Schulhundkongress 2023 erwähnt, dass man aktuell auch prüft, ob perspektivisch ehrenamtliche Hund-Mensch-Teams ebenso unter den „Elfer“ fallen sollen. Zum Redaktionsschluss lagen dazu jedoch noch keine weiteren Informationen vor.

Bei Fahrten im PKW gilt natürlich eine Sicherungspflicht im Auto. Achtung – ggf. muss bei langen Fahrten auch eine zusätzliche Transporterlaubnis vom Veterinäramt erfolgen (<65 km)!

Gesundheitsamt: Auch dieses möchte mit allen Nachweisen informiert werden. Oft Sind Veterinäramt und Gesundheitsamt aber in einer Behörde/Zuständigkeit zusammengefasst, sodass eine Meldung an das Veterinäramt reicht. Befragen Sie dazu einfach den Amtsveterinär (bei Bedarf siehe Download 9).

Hundesteuerbefreiung: Bei einer beruflichen „Nutzung“ des Hundes kann man eine Hundesteuerbefreiung beantragen. Jedoch haben auch immer mehr Städte und Gemeinden auch ehrenamtliche Teams für eine Befreiung mit in ihre Hundesteuersatzungen mit aufgenommen, sodass ein Blick in die Hundesteuersatzung sich auch für ehrenamtliche Teams lohnen kann. Dann einfach einen formlosen Antrag mit dem Nachweis der Qualifizierung und regelmäßiger Einsätze beim Amt einreichen (siehe Download 10).

Steuererklärung: Angestellte Fachkräfte können zudem die Kosten für den Hund in der Steuererklärung veranlagen (siehe Download 11, wenn nötig). Was bei nichtselbstständiger Arbeit anerkannt wird, ist leider auch hier von Amt zu Amt unterschiedlich. Bei einigen sind es 100 Prozent, also alles (Futter, Leckerli, Einsatzmaterial, Tierarzt, etc.), bei anderen wird es abgelehnt. Dann sollte man sich jedoch auf die Gerichtsentscheidung des Bundesfinanzhofes berufen. Dieser urteilte, dass 50 Prozent der Aufwendungen als Werbungskosten absetzbar sind *(vgl. Bundesfinanzhof 14.01.2021)*. Selbstständige veranlagen die Kosten für den Hund generell.

Die Vereinbarung mit dem Heim bei ehrenamtlichen Besuchen

Selbstständige schließen mit der Einrichtung einen Vertrag. Es ist jedoch auch für ehrenamtliche Teams empfehlenswert, eine Vereinbarung mit der Einrichtung zu schließen. Darin sollten die Daten des Besuchsteams, der Einrichtung inklusive Ansprechpartner und die Besuchsmodalitäten geklärt werden. Auf der nächsten Seite finden Sie ein Beispiel, die Inhalte dessen können natürlich auch Inhalte der Dienstleistungsverträge von Selbstständigen sein (Download 12).

Angestellte, die ihren Hund mit in die Einrichtung nehmen, benötigen keine gesonderte Vereinbarung, sollten aber im Konzept, welches von der Einrichtungsleitung unterschrieben wird, alle individuellen Einsatzmodalitäten für ihr Team geklärt haben.

Vereinbarung für ehrenamtliche Heimbesuche

Name: *Anja Mustermann*

Straße: *Beispielstr. 9*

PLZ/Ort: *12345 Musterdorf*

Geburtstag: *12.01.1975*

Telefon: *0123/45 67 89*

E-Mail: */*

Vereinbarung über ehrenamtliche Besuchshundeeinsätze

*Ich bin mit meinem Hund **Timmi** (Name), geboren am **05.05.2018**, einem **Mischling** (Rasse), ab dem **01.01.2023** (Datum) in der Einrichtung **Seniorenzentrum Musterdorf** ehrenamtlich tätig. Mein Ansprechpartner in der Einrichtung ist **Frau Beispiel** (Name), erreichbar unter: **0123/11 22 33***

Häufigkeit der Einsätze:

X wöchentlich O vierzehntägig O monatlich

*X .... zu je **einer Stunde** (zeitlicher Umfang)*

O Für die Besuche bekomme ich keine regelmäßige Aufwandsentschädigung

*X Für die Besuche erhalte ich im Rahmen der Übungsleiterpauschale (bis zu 3.000 € jährlich), die sich aus den Besuchen bei alten, kranken oder behinderten Menschen in mildtätigen und gemeinnützigen Einrichtungen nach § 14 SGB IV i.V.m. § 3 Abs. 26 EStG ergibt, eine Aufwandsentschädigung von **10,00 Euro*** pro Stunde, dafür wird ein Besuchsnachweis geführt.*

---

* *für Ausgaben wie Impfung, Parasitenprophylaxe, Leckerlis, Anfahrtsweg, Beschäftigungsmaterial)*

Ich versichere für den oben genannten Hund (ankreuzen):

X *eine bestehende Haftpflichtversicherung*

X *gültige Impfungen nach Impfempfehlung (Tollwut, Staupe, etc. – jährlich erfolgend)*

X *regelmäßige Entwurmung oder Kotuntersuchung (4 mal jährlich, mit:* ***Wurmweg****)*

X *kontinuierliche Zecken-/Flohprophylaxe*

X *ich versichere zudem, dass die Haltung, Erziehung und der Einsatz meines Hundes art- sowie tierschutzgerecht erfolgen und der Hund nicht eingesetzt wird, wenn der Einsatz für diesen oder andere eine Gefahr darstellen würde (etwa bei Krankheiten oder Parasitenbefall). Bei Ermüdungs-/Überforderungserscheinungen des Hundes während des Besuches, kann dieser vorzeitig abgebrochen werden.*

Prüfungen / Qualifikationen (wenn vorhanden):

X *Hundebesitzer: Sachkundenachweis, Ausbildung im Verein „Besuchshund Musterdorf" / beides 2022*

X *Hund: Begleithundeprüfung (2021) und Prüfung zum Besuchshund (2022)*

Sollten sich die obigen Angaben ändern, teile ich dies umgehend meinem Ansprechpartner mit.

Musterdorf / 28.12.2022	Mustermann	Mustereinrichtung
Ort / Datum	*Unterschrift Hundebesitzer*	*Unterschrift Einrichtung*

Versicherung

Der Hund muss immer versichert sein. Bei ehrenamtlich tätigen Hund-Mensch-Teams reicht eine normale Hundehalterhaftpflichtversicherung, diese deckt auch Schäden ab, die im ehrenamtlichen Einsatz entstehen. In jedem Falle sollte die Versicherung über die Besuche informiert werden. Bei Mitgliedschaft in einem Verein ist man in der Regel über die Vereinshaftpflicht versichert. Bei den selbstständig beruflich tätigen Fachleuten muss eine Berufshaftpflichtversicherung abgeschlossen werden. Bei Angestellten wird die tiergestützte Therapie mit in die Betriebshaftpflicht der Einrichtung mit aufgenommen.

Bei Unfällen mit dem Hund greift in der Regel die Berufsgenossenschaft für Wohlfahrtspflege (BGW). Hier sollte die Einrichtungsleitung vor dem Hundeeinsatz kurz formlos informieren, dass jetzt auch Hunde im Haus sind. Mehr ist in der Regel nicht notwendig (siehe Download 13).

Aufwandsentschädigung über die Übungsleiterpauschale oder Abrechnung über stundenweise Verhinderungspflege

Wenn eine Vergütung für die Besuche erfolgen soll, ist das bei Selbstständigen über normale Rechnungslegung und Versteuerung möglich.

Für ehrenamtliche Tätigkeiten gibt es die die Möglichkeit einer Vergütung im Rahmen der Übungsleiterpauschale, die sich aus den Besuchen bei alten, kranken oder behinderten Menschen in mildtätigen und gemeinnützigen Einrichtungen nach §3 Abs. 26 Einkommenssteuergesetz ergibt. Hier kann man eine Steuerbefreiung von bis zu 3.000 Euro pro Jahr in Anspruch nehmen, ist dann aber selbstständig für die Versteuerung einer höheren Vergütung verantwortlich. Diese Aufwandsentschädigung soll die Kosten für die ehrenamtliche Tätigkeit decken, im Fall von Hundebesuchen also den Anfahrtsweg, Leckerlis, Ausgaben für Übungsmaterialien und die tierärztliche Versorgung. Im Downloadbereich findet sich unter

Download 14 ein Beispiel für die Abrechnungsmöglichkeit. Oft haben die Einrichtungen jedoch auch eigene Vordrucke.

Über die Pflegekassen ergibt sich auch der Abrechnungsweg für die stundenweise Verhinderungspflege nach § 39 SGB XI: jede Person ab einem Pflegegrad 2 (der sechs Monate vorliegt) hat im Jahr 1.612 € für Verhinderungspflege zur Verfügung, wenn sie ambulant oder teilstationär betreut wird (das Geld gibt es nicht bei klassischen „stationären" Altersheimen). Diese verfallen regelmäßig zum 31.12. und stehen ab 1.1. wieder in voller Summe zur Verfügung. Angehörige können dieses Geld nach Antrag bei der Kasse für stundenweise Verhinderungspflege abrechnen. Was genau gemacht wird, erfragt die Pflegekasse nicht, Hauptsache, es ist Entlastung für die Angehörigen. Die Antragsstellung ist unkompliziert und eine Bewilligung erfolgt in der Regel zeitnah (siehe auch *Kahlisch Markgraf 2020 S. 57 ff.*) Diese Tätigkeiten müssen als selbstständige oder geringfügige Arbeit angemeldet sein.

Woran sollte während der Besuche gedacht werden?

Während der Besuche sollten immer einige wichtige Hilfsmittel dabei sein, diese sind:

- Ein extra Besuchshalsband, Tuch oder Geschirr für den Hund, welches nur in den Einsätzen getragen wird und sich optisch von dem „Alltagshalsband" unterscheidet (siehe S. 82)
- Bürste zum Ausbürsten, bevor es in die Einrichtung geht.
- Wassernapf, denn Wasser sollte immer zur Verfügung stehen! Bewährt haben sich hier faltbare Näpfe.
- Decke 1, als Rückzugsort und Auszeitdecke, die der Hund jederzeit aufsuchen darf (siehe S. 84)

- Decke 2, als Arbeitsdecke, diese ist als gezieltes (Kooperations-)Signal zum Arbeiten für den Hund gedacht (siehe S. 87).

- Decke 3, als Unterlage für Stühle und Bettenbesuche wenn benötigt.

- Lappen oder Feuchttücher zum Abwischen von bespeichelten Händen.

- Leckerlis oder Spielzeug für Übungen und als Belohnung.

- Kottüten, sofern Pausen im Einrichtungsgarten eingelegt werden.

- Eine Tasche, um alles zu verstauen.

Es sollte immer Zeit für einen kurzen Spaziergang vor und einen langen nach dem Besuch sein. Diese braucht der Hund, um von den für ihn sehr anstrengenden Besuchen abschalten zu können. Dann sollte er frei, ohne Leine einfach nur schnuppern und laufen dürfen. Denn auch auf Hunde im sozialen Dienst trifft die Aussage von Lembke zu: „Der Hund braucht sein Hundeleben. Er will zwar keine Flöhe haben, aber die Möglichkeit, sie zu bekommen.“ *(Website Polarhunde, 2009)*

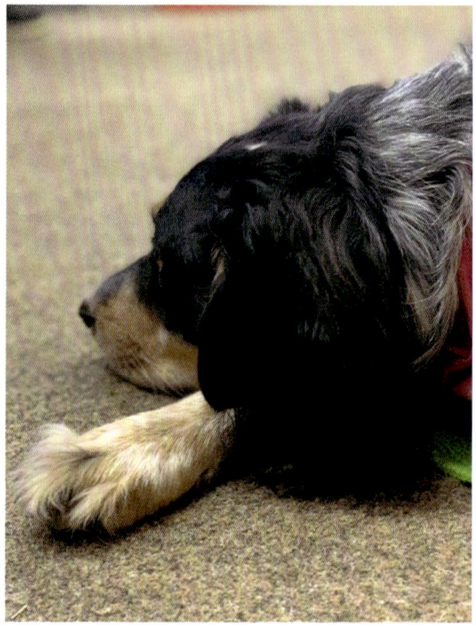

Entspanntes warten mit Einsatzhalstuch auf der Arbeitsdecke.

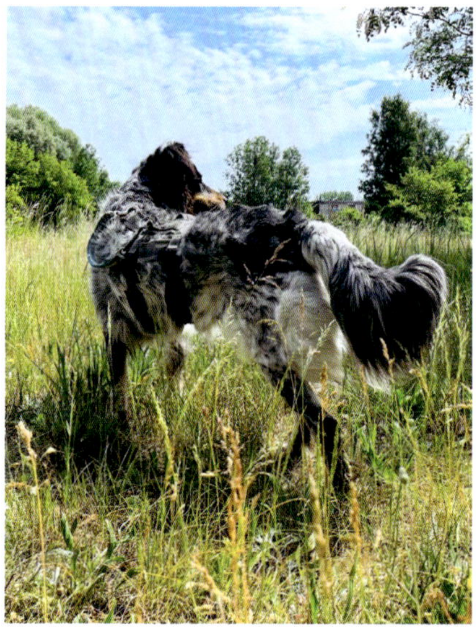

Die notwendige Pause wird auf der angrenzenden Wildblumenwiese verbracht.

Soweit es noch möglich ist und sich gemerkt wird, sollten einige wenige Regeln zu den Besuchen eingeführt werden, möglich wären:

- Der Hund wird nur am Rücken und der Brust (unter dem Halsband/ Halstuch) gestreichelt.
- Das Essen auf dem Tisch ist für Menschen, die Leckerlis vom Hundebesitzer für den Hund.
- Der Hund wird nur von der einen Person gestreichelt, wo er gerade ist.

Viel mehr als drei Regeln sollten es auch nicht sein, zudem muss immer individuell geprüft werden, ob deren Einführung noch zielführend ist. Hier kann auch eine Visualisierung durch Bildkarten helfen.

Gruppen- oder Einzelbesuche

Ob eher Gruppen- oder Einzelbesuche geeignet sind, hängt von dem physischen und psychischen Zustand der besuchten Personen ab. Hundebesuche fördern die Kommunikation unter den Bewohnern in einem erheblichen Maße (siehe S. 16), daher sollte bei fitten Personen, die noch zu einer sinnvollen und zielgerichteten Kommunikation im Stande sind, überwiegend ein Gruppenbesuch angestrebt werden. In der Regel ist das Personal gerne beim Zusammenholen der geeigneten Personen behilflich beziehungsweise bereitet bereits vor dem Besuch alles so weit vor, dass sofort angefangen werden kann. Als sehr geeignete Sitzordnung hat sich während der Gruppenbesuche ein Halbkreis bewährt, so sehen alle Beteiligten immer, was geschieht und dem Hund wird die Möglichkeit zum Rückzug ohne Einkesselung gegeben:

Die Gruppe sollte hierbei auch nicht zu groß sein, eine angenehme und überschaubare Gruppe, in der sich jeder einmal intensiv mit dem Hund beschäftigt, der Hund aber nicht überfordert ist, sind drei bis sechs Personen. Eine Massenabfertigung, in der einige Personen den Hund vielleicht nur von weitem sehen, sollte nicht erfolgen! Das ist zum einen Stress für den Hund und für die weniger beachteten Bewohner deprimierend. In so

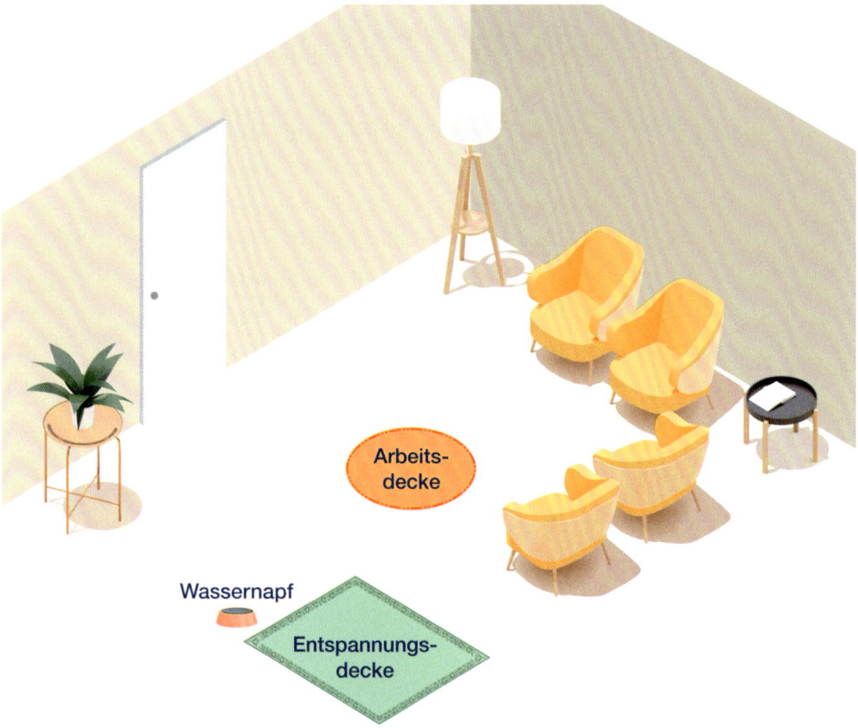

Empfehlenswerte Raumeinteilung beim Gruppenbesuch, sodass sowohl der Hund als auch die Besuchten im Falle von „Störungen" Blick auf die Tür haben und keine unnötige Unruhe entsteht.

einem Falle sollten lieber mehrere Kleingruppen gebildet werden, dabei ist aber unbedingt auf den Schutz des Hundes zu achten (siehe Kapitel 3). Natürlich sollen Gruppenbesuche Einzelbesuche, in denen individuell und exklusiv auf die Bedürfnisse des Besuchten eingegangen werden kann, nicht ausschließen! Bei Personen, welche körperlich oder geistig nicht mehr für einen Gruppenbesuch geeignet sind, sollten individuell fördernde Einzelbesuche angestrebt werden.

Bevor die Besuche beginnen, ist es empfehlenswert, sich beim Personal über aktuelle Entwicklungen zu informieren. So kann es sein, dass jemand aufgrund einer Erkrankung oder Kreislaufschwäche nicht an der Gruppe teilnehmen kann. Diese Person kann dann in ihrem Zimmer besucht werden.

Dokumentation der Besuche

Eine Dokumentation der Besuche ist generell empfehlenswert. Senioren- und Pflegeeinrichtungen werden regelmäßig vom Medizinischen Dienst der Krankenkassen (MDK) kontrolliert. Bei diesen Besuchen ist es für die Einrichtungen sehr hilfreich, wenn auch die Hundebesuche dokumentiert sind. Wie weit die Dokumentation geht, hängt von der Besuchsart ab.

Bei reinen ehrenamtlich tiergestützten Aktivitäten sollte eine einfache Dokumentation des Besuches, in der Dauer und Aktivitäten vermerkt sind, genügen. Optimal wäre eine direkte namentliche Zuordnung mit Platz für kleine Ergänzungen zum Besuch, welche auch den Pflegern zur Dokumentation vorgelegt werden kann (siehe Download 15). Hundegestützte Therapie bedarf einer noch intensiveren Dokumentation (siehe S. 13). Man kann diese in der Regel gut in vorhandene Dokumentationsformen integrieren, sollte diese jedoch um die Sicht auf den Hund im Einsatz ergänzen, als Beispiel dafür findet sich in Download 16 eine Option für eine ausführliche Dokumentation.

An alles gedacht – der Einsatzordner

Generell empfiehlt es sich, einen „Besuchshefter" anzulegen. Wird dieser ordentlich geführt, erfüllt er die Kriterien des Hygieneplans (siehe S. 37 f.) und stellt somit eine sinnvolle Ergänzung dar.

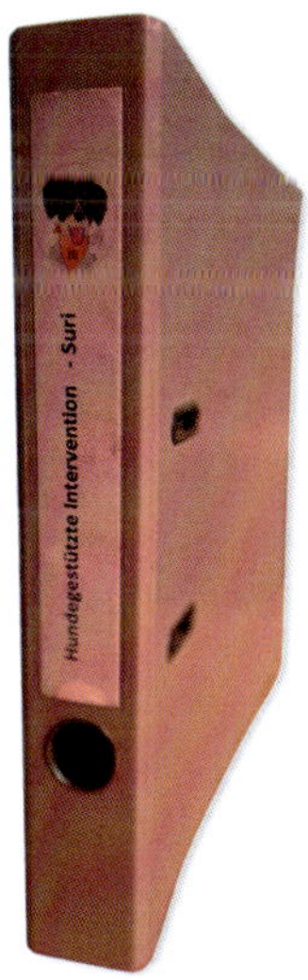

Ein Besuchshefter kann je nach Einsatz (Ehrenamt/Fachkraft) folgende Inhalte haben (siehe Download 17):

Gliederung Besuchshefter:

- **Allgemeines**
  - Konzept
  - Information/Aushänge

- **Hygiene**
  - ○ Hygieneplanergänzung
  - ○ jährliches Prophylaxeblatt
  - ○ wenn vorhanden: Laboruntersuchungen
  - ○ Kopie des Impfausweises
- **Fortbildung**
  - ○ Fortbildungsnachweise
  - ○ Verlängerungsnachweise Zertifikat/Nachprüfungen
- **Rechtliches**
  - ○ Vereinbarung/Vertrag
  - ○ Mitarbeiterbelehrung
  - ○ Versicherungsnachweis
  - ○ Genehmigungen der beteiligten Leitungen und Ämter
  - ○ Unfalldokumentation
- **Dokumentation**
  - ○ Dokumentation
  - ○ Beobachtungsblatt Tierwohl
  - ○ (Tier-)Biografiebögen
  - ○ Einwilligungen (hier ggf.im Extraordner mit Evaluationsdokumenten, Einwilligungen, etc.)

Einige weitere sinnvolle Ergänzungsvorschläge für den Einsatzordner finden Sie im Anhang des Buchs ab S. 206 ff. (Kopiervorlage und Download).

Glückwunsch, dieses schwierige Kapitel ist fast geschafft! Die rechtlichen und hygienischen Grundlagen sind schwere Kost, aber notwendig. Falls der Kopf jetzt raucht, hier noch einmal eine kurze Zusammenfassung in Checklistenform auf der nächsten Seite (auch als Download 18 verfügbar), damit beim ersten Einsatz auch nichts vergessen wird:

Checkliste zum Abhaken für den ersten Einsatz:

- ☐ *Vorstellen Hund und ich – Qualifikationen? Versicherung, Erkennungsmerkmale des Teams*
- ☐ *Arbeitsanweisungen? Was ist gewünscht? Besuchsform? Wann und wie oft? Unterstützung durch das Personal? (Konzept)*
- ☐ *Kontraindikationen?*
- ☐ *Unterstützung durch Leitung und Kollegen? Personalmotivation und Aufklärung? (Mitarbeiterbelehrung)*
- ☐ *Räume, die besucht werden sollen? Sperrzonen (neben Küche, Wäscherei) – Hygieneplanergänzung ?*
- ☐ *Ruhezone für den Hund?*
- ☐ *Kann ich meinen Hund gut lesen (seine Signale erkennen) und damit vor Überforderung schützen sowie ihn laut Konzept tierschutzgerecht seinem Wesen entsprechend einsetzen?*
- ☐ *Einsatzfrequenz?*
- ☐ *Dokumentation? In welcher Form?*
- ☐ *Information über Einsätze für Besuchte / Betreuer-Möglichkeiten zum Widerspruch geben → durch die Einrichtung / Klienteneinwilligung?*
- ☐ *Aushang über Besuchstermine*
- ☐ *Information über Parasitenprophylaxe, Impfungen und medizinische Versorgung des Hundes – Aufklärung über mögliche Einsatzhindernisse*
- ☐ *(Vertrag ausfüllen, Zusatzvergütung oder Honorar vereinbaren bzw. Stellenbeschreibung anpassen)*
- ☐ *Ansprechpartner in Einrichtung (in Vereinbarung festgelegt)?*
- ☐ *Einsatzordner, der in der Einrichtung verbleibt, anlegen, in dem alles Unterstrichene seinen Platz findet*

- ☐ *Selbstevaluation – Was kann ich verbessern? → ständiger Prozess für Sie selbst (Was können Sie tun, um die Situation für sich / den Hund zu verbessern? Wie Zeitrahmen, Besuchsfrequenz, Leckerlibenutzung, Lob, Gehorsam des Hundes, „Spiele", Ruhemöglichkeit, Wasser für den Hund, Was hat gestört oder nicht so gut geklappt*

- ☐ *Flexibilität und Methodenvielfalt sowie Sicherheit, um situationsgerecht auf Klient / Kind und Hund reagieren zu können, Abläufe anpassen oder abbrechen zu können sowie auf eventuelle Notfälle reagieren zu können?*

- ☐ *Ämter informiert / § (BGW, Amtsveterinär, Gesundheitsamt, Versicherung)*

3. Teampartner Hund

Ich habe große Achtung von der Menschenkenntnis meines Hundes.
Er ist schneller und gründlicher als ich.
(Otto von Bismarck)

Während früher noch vom Hundeführer und seinen Therapiehund die Rede war, hat sich heute die Terminologie des Hund-Mensch-Teams durchgesetzt, was auch die Rolle des Hundes im Einsatz als Team stärker hervorhebt. So ist der Hund auch kein Therapiehund mehr (er therapiert ja nicht), sondern unterstützt seinen Menschen (oder ggf. eine Fachkraft) in deren Profession, begleitet diese Menschen im gemeinsamen Team als Besuchs- oder Therapiebegleithund. Auch nimmt er keine Befehle mehr entgegen oder muss ständig in der Unterordnung stehen. Es hat sich also seit Bismarcks Zeiten sehr viel verändert, auch wenn er das Potenzial von Hunden durchaus auch damals schon erkannt hatte. Lassen Sie uns einen genaueren Blick darauf werfen, was der aktuelle Stand ist:

Ethische Überlegungen

Nur ein glücklicher Hund kann andere glücklich machen! Das sind meine Werte für meine Einsätze auf den Punkt gebracht und sie beinhalten diverse ethische Aspekte, welche für mich mit einfließen. Vor allem aber sind meine Hunde glückliche Familienhunde, mit Kindern, Hundekumpels, einem Garten mit Buddelecke und Hundepool. Es gibt stinkende Dinge zum Knabbern, Spielzeug in diversen Ausführungen und kleine Trainingseinheiten, um den Kopf fit zu halten. Sie bekommen lange Spaziergänge im Wald, auf dem Feld, an unseren vielen Gewässern. Sie sind oft dreckig und machen Dreck, aber dafür habe ich einen Staubsauger und Wischlappen. Und ja, es fallen auch mal Einsätze aus, wenn sie „gut riechen" nach einem Spaziergang oder wenn ein Ausflug anstrengend war. Beide kennen von mir nur Erziehungsmethoden der positiven Verstärkung, auch wenn meine große Tierschutzhündin leider schon andere Erfahrungen machen musste. Sie haben in der Wohnung zu zweit sechs offizielle Liegeplätze, dazu kommen etliche gemeinsam mit uns Menschen genutzte Möbel. Es gibt auch klare Regeln und natürlich beherrschen beide das Einmaleins dessen, was ein Familienhund so können sollte. Dennoch entwickeln sie oft eigene Handlungsideen, den Raum haben sie und dürfen sie haben. Oft macht es auch einfach nur stolz zu sehen, was möglich ist. Zusätzlich und nur solange es beiden Spaß macht, haben sie den aus meiner Sicht schönsten „Hundenebenjob“ der Welt: Die Einsätze mit mir. Und wenn sie mal keine Lust haben, bleiben sie zu Hause! Meine Hündin wollte zum Beispiel schon mehrmals nicht mit, wenn mein Mann oder mein Sohn aufgrund von Krankheit zu Hause bleiben mussten. Dann durfte Suri natürlich zu Hause auf den Kranken aufpassen! (Sie liegt dann demonstrativ auf der Treppe, von der aus sie alles im Überblick hat.) Ich denke meine Hunde sind glücklich – oder? Schauen wir uns das Ganze mal von der fachlichen Seite an:

> ***„Die Tierethik fordert die Wahrnehmung der Tiere als fühlende Lebewesen, die Respekt verdienen, sowie eine artgerechte Tierhaltung und eine artgemäße Ausbildung der Tiere.“***
> *(Wohlfarth, Mutschler 2016, S. 28)*

Sowohl für ehrenamtlich Tätige als auch Fachleute ist es sinnvoll, sich regelmäßig Gedanken über die ethischen Aspekte der eigenen Einsätze zu machen. So beugen wir einem zu einseitigem Blick auf die Materie vor, bleiben flexibel, kritisch und bewahren uns den so wichtigen offenen Blick auf unseren Teampartner Hund in unserer Arbeit.

Es lassen sich mehrere Prinzipien für die tierschutzgerechte und somit ethisch vertretbare Ausbildung und Arbeit eines Hundes in der Tiergestützten Intervention ableiten. Greiffenhagen und Buck schrieben bereits 1997 dazu: „die Ausbildung darf kein Leid verursachen, das Wohlbefinden des Tieres darf nicht beeinträchtigt werden. Der Rahmen der Verhaltensmöglichkeiten des Hundes muss eingehalten werden, die individuellen Ansprüche des Tieres müssen weitestgehend befriedigt werden. Die Auswahl der Hunde muss sich an für die Aufgabe geeigneten Rassen orientieren. Die gesundheitliche Eignung des Hundes muss regelmäßig überprüft werden.“ Auch die IAHAIO greift diese Aspekte im White Paper auf und ergänzt diese noch um z. B. Sicherheitsaspekte für alle Beteiligten, positive

Trainingsmethoden, regelmäßige Überprüfungen im Sinne des Tierwohls und einschlägige Ausbildungen.

Insbesondere der Rahmen der Verhaltensmöglichkeiten des Hundes ist in der Tiergestützten Intervention ein wichtiger ethischer Aspekt, welcher von Hund zu Hund, von Rasse zu Rasse sehr unterschiedlich ausfallen kann und darf. Denn „das Zulassen von natürlichen Verhaltensweisen des Hundes macht es erst möglich, therapeutisch mit seiner Hilfe zu arbeiten. (...) Hunde spiegeln nämlich das Verhalten des Teilnehmers wieder.“ *(vgl. Blesch 2020, S. 20)* Darunter zählt, dass nicht jeder Hund in der Tiergestützten Intervention Tricks können muss oder das so beliebte Apportieren beherrschen sollte. Hat der Hütehund keine Lust darauf, ist das völlig in Ordnung, während es beim Retriever schwierig sein sollte, ihm seine Apportierveranlagung abzutrainieren. Warum auch? Nutzen wir doch die rassespezifischen Veranlagungen, die unsere Hunde individuell mitbringen, für unsere Einsätze. Aber nicht zu oft und nur wenn der Hund wirklich Spaß daran hat, wir möchten ja nicht instrumentalisieren.

Um das zu verhindern, plädiert Kathrina Blesch in ihrem empfehlenswerten Buch „Tiergestützte Therapie mit Hunden“ dafür, „die Perspektive der eingesetzten Tiere ernsthaft und ergebnisoffen mit einzubeziehen.“ Dafür hat sie einen Fragenkatalog erarbeitet *(vgl. S. 22 ff.)*:

- Tut der Kontakt auch dem Tier gut?
- Tut dem Tier der Einsatz gut?
- Welche Gegebenheiten müssen beachtet werden, damit einem Tier der Einsatz gut tut?
- Müssen wir die Interessen der Tiere mit einbeziehen?
- Wenn ja, wie erkennen wir die Interessen des Tieres?
- Dürfen wir Menschen aus ethischer Sicht Tiere einfach einsetzen?
- Darf ein fühlendes Lebewesen mit eigenen Interessen und Bedürfnissen als Mittel zum Zweck dienen?

Damit einhergehend stellt sie fest, dass es „(noch) die absolute Ausnahme (ist), dass die Interessen der Tiere das gleiche Gewicht bekommen wie die Interessen der menschlichen Patienten oder Klienten. (...) wird noch selten kritisch hinterfragt“ (S. 27):

- „ob es richtig ist, dass die herkömmliche Ausbildung eines Tiers für den Einsatz in der Therapie das Ablegen bestimmter natürlicher Ausdrucksformen einschließt,
- ob das Tier ebenso Freude an der Therapie hat wie der Patient
- oder ob dem Tier die Therapie kurz- und langfristig gut tut“

Mit dieser kritischen Hinterfragung kommt Blesch (S. 37) zu einem Fazit, dem glücklicherweise auch immer mehr in den Tiergestützten Interventionen Tätige folgen:

- „Die Tiere selbst müssen von der tiergestützten Therapie profitieren
- Die Tiere müssen ihre natürlichen Ausdrucksformen beibehalten dürfen
- Die Tiere müssen ihre individuellen Bedürfnisse ausleben dürfen.“

Wohlfahrt; Mutschler schreiben dazu: „Hundegestützte Therapie schöpft dann ihre Potentiale aus, wenn der Hund als Lebewesen mit allen seinen Facetten in den Therapieprozess integriert und so für den Klienten zur anerkennenden Umwelt“ wird. *(2022, S. 38)*

Foltin *(2022, S. 258)* erörtert das Fünf-Domänen-Modell, welches die Interaktion zwischen Mensch und Tier unter tierschutzrechtlichen Aspekten einfach betrachtet und formuliert. Es besagt, dass die fünf Domänen Gesundheit, Ernährung, Haltung, Verhaltensinteraktionen und mentaler Zustand sich alles auf das Wohlbefinden des Hundes auswirken. Wir müssen auch unter ethischen Aspekten also nicht nur auf das Wohlbefinden als Ganzes schauen, sondern auch auf die einzelnen Bausteine, welches dieses auslösen.

Was kann nun aber helfen, diese Überlegungen in der Praxis auch alltagstauglich umzusetzen? Fangen wir vielleicht mit der Sprache an! Unter Ethik fällt für es auch, dass wir nicht (mehr) von Kommando, Unterordnung, Ertragen oder blindem Gehorsam in der TGI reden. Wir verwenden Signale und arbeiten zusammen. Es geht hierbei um eine bedürfnisorientierte Kommunikation. Der Hund erhält von uns Einladungen oder Hinweise, welche er freiwillig annimmt oder nicht (siehe auch S. 87). Und auch, wenn man noch diese ethisch schwer zu legitimierenden dominierenden Begriffe benutzt, kann man doch damit anfangen, es zu ändern – oder? Warum? Weil wir mit einem Partner im Team arbeiten. Und wie fühlt es sich für uns z. B. im Arbeitsalltag an, wenn der Kollege auf der gleichen Beschäftigungsebene im Team ständig herumkommandiert, alles kontrollieren möchte, uns keinen Freiraum gibt? Richtig – nicht gut, man fühlt sich nicht als vollwertiges Teammitglied oder überhaupt als Team. Fühlt es sich andersherum – in einem gut funktionierenden Team – nicht gleich viel besser an? Man geht gerne auf Arbeit, ist produktiv, probiert Neues aus und genau das wünschen wir uns doch auch von unseren Hunden?

Vielleicht fragen Sie sich jetzt: Probiert der Hund auch Neues aus? Ja, wir wollen in ethisch vertretbaren Einsätzen keinen blinden Gehorsam! Klar soll der Hund Grundsignale kennen und beherrschen, um einen sicheren Einsatz zu gewährleisten. Aber in einem Team darf er auch autark handeln, seine Umgebung erkunden, selbstständig Kontakte aufnehmen und abbrechen oder Verhalten anbieten, welches man gleich in den Einsatz mit einbauen kann. Er darf er selbst sein und er weiß oft viel besser als wir, welcher Mensch gerade seine Zuwendung benötigt – oder vielleicht auch nicht. Und gerade diese Freiräume meiner Hunde, selber agieren zu dürfen ohne Konsequenzen befürchten zu müssen, haben unsere Einsätze sehr oft bereichert, zu glänzenden Augen und lachenden Gesichtern geführt. Dafür benötigt man Vertrauen in die Beziehung zu seinem Hund (S. 35 f.). Und dieses Vertrauen kann erst im Laufe der Erfahrung mit den Einsätzen wachsen! Es wird nicht alles von Anfang an so perfekt laufen, wie es hier geschrieben ist, das Hund-Mensch-Team entwickelt sich mit jedem Einsatz weiter. Das heißt auch, dass wir Fehler als wichtige Ressource in unserer Arbeit sehen sollten und sie nicht immer schlechtreden. Hund und Mensch dürfen Fehler machen! Dazu aber mehr im achten Kapitel. Allein über das Selbstverständnis unserer Kommunikation mit unserem Hund können wir seine Bedürfnisse und Gefühle berücksichtigen und fördern eine harmonische Beziehung zwischen unserem Hund und uns, was sich auch in unseren Einsätzen widerspiegelt.

Abschließend noch vier tierethische Aspekte, die man schnell vor und nach jedem Einsatz reflektieren und ggf. anpassen kann:

Was genau soll mein Hund im Einsatz machen?

Kann ich dabei seine individuellen Bedürfnisse erfüllen?

Ist unter den beiden vorherigen Fragen jetzt noch in Ordnung und für den Hund zumutbar, ihn so einzusetzen?

Was benötigt mein Hund, um den Einsatz gut zu absolvieren und kann ich ihn das vollumfänglich bieten? *(vgl. Wohlfahrt/Mutschler 2022, S. 98)*

Um erkennen zu können, ob es dem Hund im Einsatz gut geht, sollte man individuell bei seinem Hund schauen, wie er über Beschwichtigungssignale Unwohlsein ausdrückt. Auf der nächsten Seite folgt eine kurze Aufstellung. In den eigenen Einsätzen helfen Videos sehr, diese Zeichen zu erkennen und zu reflektieren, diese im Einsatz zu erkennen fällt gerade am Anfang, wenn man noch auf alles so genau achten muss, besonders schwer, aber man kann es lernen! Übung macht den Meister! Eine Hilfe dafür kann auch das Stressprotokoll (siehe S. 210, Download 19) sein.

Ich wollte mit diesem Kapitel zum Reflektieren anregen und vielleicht auch zum Anpassen von Kleinigkeiten, um die gemeinsamen Einsätze noch schöner zu machen. Bitte denken Sie daran „Der Anfang ist die Hälfte des Ganzen“ (Aristoteles). Wenn also vielleicht noch einige Aspekte bei Ihnen anders umgesetzt werden – einfach anfangen! (siehe Kapitel 8)

Sind meine Hunde nun eigentlich glücklich? Ja! Und Ihre(r) bestimmt auch!

Mögliche Beschwichtigungssignale des Hundes im Einsatz:

- *Gähnen*
- *Kopf / Körper abwenden*
- *Vorderkörpertiefstellung / Spielsignale*
- *Im Bogen gehen*
- *Lächeln*
- *Über den Fang lecken*
- *Langsame Bewegungen*
- *Pföteln*
- *Schnuppern am Boden ohne ersichtlichen Grund*
- *Blinzeln / Blick verkürzen*
- *Sich kratzen ohne Anlass*
- *Strecken*
- *Verstärktes Hecheln*
- *Komplettes Erstarren für kurze Zeit (Einfrieren)*
- *Ohrenstellung, angelegte Ohren*

(vgl. Nemeth 2017, S. 16 f.)

Einsatzkleidung und Leine im Einsatz

An der „Kleiderordnung“ im Einsatz scheiden sich die Geister. Das wird auch schon in diesem Buch deutlich, denn beim Durchblättern werden Sie auf den Fotos bei den unterschiedlichen Teams alle hier vorgestellten Möglichkeiten sehen. Es ist eine sehr individuelle Entscheidung und die spezifischen Vor- und Nachteile muss jeder für sich selber abwägen (siehe Tabelle S. 79).

Meine Hunde haben in den Einsätzen bei Senioren in der Regel Halstücher um. Dabei bin ich dazu übergegangen, anders als sonst in der Geriatrie empfohlen mit möglichst wenig kontrastierenden Farben zu arbeiten, da die Besuchten die Halstücher nämlich gerade *nicht* wahrnehmen und daran herumspielen sollen. So haben meine Hunde zwar für die Kollegen und Angehörigen die Halstücher um, diese sind für viele Besuchte jedoch „unsichtbar“. Die fitteren Bewohner können die Halstücher oft noch wahrnehmen, können sich in der Regel aber auch noch an die Regel „Ich streichele nur unter dem Halstuch“ erinnern. Das können an Demenz erkrankte Besuchte oft nicht mehr, daher muss man hier sowieso permanent auf die Einhaltung dieser Regel achten und das Halstuch oder Halsband als optische Begrenzung zum Kopfbereich verliert seine Bedeutung für die Besuchten. Aufgrund des Risikos, dass an Demenz erkrankte Besuchte an der „Kleidung“ des Hundes herumspielen, lasse ich meine Hunde im direkten Einsatz mit diesen Bewohnern auch gerne ohne alles, also „nackig“ arbeiten. Sobald wir dann auf den Fluren unterwegs sind, bekommen sie ihr gut sitzendes Geschirr an, um allen Bewohnern zu signalisieren, dass von dem Hund keine Gefahr ausgeht und er bei mir an der Leine gut gesichert ist, denn es gibt auch immer wieder mal Bewohner, die diese optische Sicherheit benötigen. Kenndecken empfinde ich persönlich generell als eher schwierig. Sie haben bei Assistenz- und Blindenführhunden eine wichtige Bedeutung: Fass mich nicht an, ich arbeite! Bei unseren Hunden ist es aber umgedreht. Nur wo soll man anfassen, wenn der ganze Hunderücken verdeckt ist? Da bleibt bei vielen oft nur der Kopf, und das mögen viele Hunde nicht, was uns wieder zum vorherigen Kapitel führt. Auch beim Einsatzgeschirr sollte dieser Aspekt des Kopfstreichelns immer ganz genau im Fokus sein, um unerwünschtes Streicheln durch den teilweise verdeckten Rücken zeitnah verhindern zu können. Foltin wiederum präferiert wegen der physischen Nachteile des Halsbandes den Einsatz mit

	Halsband	**Halstuch**	**Geschirr**	**nichts**
	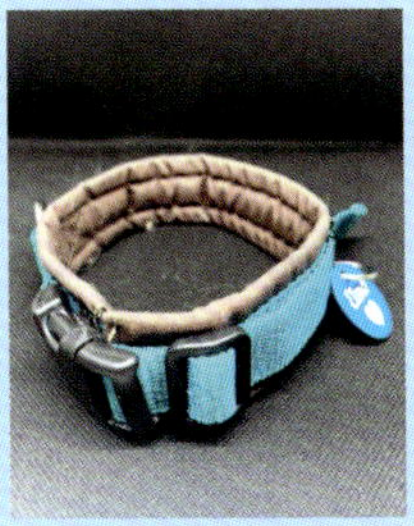	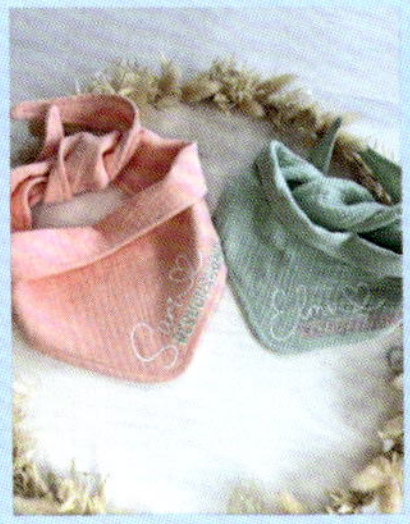	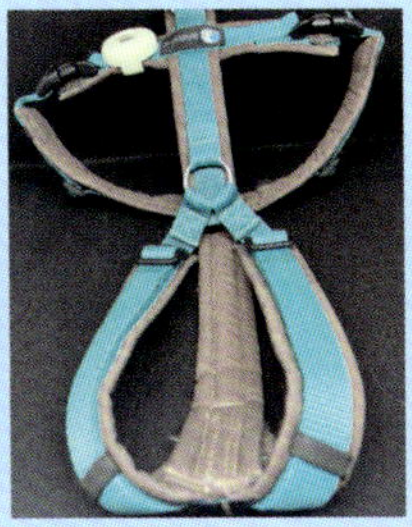	
Vorteil	• *Zeigt dem Besuchten eindeutig die Zone zum Kopf, ab der nicht mehr gestreichelt werden sollte.* • *Der Hund kann bei Überraschendem schnell an die Leine genommen werden.* • *Individueller Aufdruck möglich.*	• *Zeigt dem Besuchten eindeutig die Zone zum Kopf, ab der nicht mehr gestreichelt werden sollte.* • *Kein Druck auf die Wirbelsäule.* • *Individueller Aufdruck möglich.*	• *Kein Druck auf die Wirbelsäule* • *Individueller Aufdruck möglich.* • *Der Hund kann bei Überraschendem schnell an die Leine genommen werden.*	• *Kein Stoppen des Hundes durch Klienten über Halsband etc. möglich.* • *Keine körperlichen Beeinträchtigungen durch Stoff, maximale natürliche Bewegungsfreiheit.* • *Der Hund kann nicht über eine Leine etc. platziert werden (auch unbewusst).*
Nachteil	• *Es kann hineingegriffen werden.* • *Gesundheitliche Nachteile durch Druck auf die Halswirbelsäule beim Hereingreifen.*	• *Es kann hinein gegriffen werden, Varianten mit Druckknopf gehen dann schnell auf, sonst gesundheitliche Nachteile durch Druck auf die Halswirbelsäule beim Hereingreifen.*	• *Es kann hineingegriffen werden.* • *Animiert durch die geringe Streichelfläche auf dem hinteren Rücken zum Streicheln auf dem Kopf.*	• *Der Hund muss zum Anleinen erst „angezogen“ werden.*

Geschirr *(2023, S. 52 f.)*. Mit der Einsatzkleidung ist es aktuell also noch etwas wie mit der Hundeernährung, wenn man drei Ausbilder fragt, bekommt man wahrscheinlich drei Meinungen. Wählen Sie vielleicht mithilfe der Auflistung auf der Vorseite das für Ihren Hund passende sorgsam aus.

Der Hund wird sein „Einsatzzeichen" relativ schnell als Erkennungszeichen für den Einsatz verknüpft haben. Es muss aber nicht unbedingt etwas sein, was am Hund ist. Es kann auch die Einsatztasche, die Einsatzleine oder Ihr Einsatzshirt sein, was dem Hund zu erkennen gibt: „Wenn ich heute mitfahre/mitgehe, dann wird „gearbeitet". Bei mir persönlich ist es meine Arbeitstasche, an der die Hunde erkennen, dass sie, wenn sie jetzt mitkommen, in die Schule fahren. In der Schule wird vor dem Start des Unterrichtes das Einsatzhalstuch angezogen, welches auch nur im Unterricht getragen und danach direkt wieder ausgezogen wird. So haben die Hunde ein gutes Erkennungszeichen, dass jetzt eventuell eine Interaktion mit ihnen stattfinden könnte.

Im Einsatz spricht die Wissenschaft dafür, dass der Hund ohne Leine agieren sollte. So kann er autonom handeln, individuell entscheiden, zu welchem Menschen er gehen möchte, was er mitmachen möchte oder ob er Pause hat und auf seine Ruhedecke geht. Eine Studie der Veterinärmedizischen Universität Wien kam zu dem Ergebnis, dass Hunde, welche im Einsatz ohne Leine agieren durften und gut auf ihre Einsätze vorbereitet waren, keine erhöhten Stresswerte aufwiesen. Bei Hunden, welche an der Leine im Einsatz waren, konnte Stress nachgewiesen werden. *(vgl. Glenk, 2014)*

Einsatzdauer und Ruhephasen

Die mögliche Dauer des Einsatzes wird oft überschätzt. Der Hund soll nicht institutionalisiert und über seine Kräfte hinaus eingesetzt werden. Da er während der Besuche konstant auf seinen Menschen und die Besuchten konzentriert ist, sind die Besuche für ihn sehr anstrengend und man sollte genau beobachten, wann eventuell eine Belastungsgrenze erreicht ist. Daher sollten die Einsatzzeiten bei einer direkten Interaktion mit dem Besuchten bis zu drei Mal pro Woche zwischen 20 Minuten bis eine

Stunde liegen. Das individuelle Pensum ist vom jeweiligen Hund abhängig, sollte aber im Rahmen der genannten Zeiten liegen. Viele Vereine, in denen Mensch-Hund-Teams (ehrenamtlich) tätig sind, empfehlen, die Einsätze auf eine Stunde zu begrenzen. Auch die Fachliteratur folgt dieser Meinung und rät zu einer Besuchsdauer von einer Viertelstunde bis zu einer Stunde, bei maximal zwei Einsätzen am Tag und bei zwei bis drei Einsätzen in der Woche. *(vgl. TVT 2018), Wohlfahrt, Mutschler 2022 S. 184 f.)*

Es gibt auch Meinungen, die von noch weniger Einsätzen ausgehen. Foltin schreibt von Einsätzen maximal zwei Mal pro Woche zu 45 Minuten. *(vgl. 2022 S. 293)*. In Österreich sind die Einsatzzeiten zentral festgelegt: „Um den Hund vor Überforderung zu schützen, ist die Einsatzhäufigkeit für ausgebildete und geprüfte Teams mit einem pro Tag, 2 und in Ausnahmefällen 3 Einsätzen pro Woche (1 aktiver Einsatz = max. 45 Minuten), jedoch nicht mehr als 8 Einsätzen pro Monat zu begrenzen *(vgl. Messerli Forschungsinstitut 2015)*. Es sollte gelten: Weniger ist mehr! Man muss die Maximalzeiten nicht ausschöpfen und individuell schauen, wie belastbar der eigene Hund ist. Überfordert man die Hunde, kann das sowohl physisch als auch psychisch langfristige Folgen haben, welche dann vielleicht auch gar nicht mehr in einen Zusammenhang mit den Einsätzen gebracht werden.

Ich habe in meiner Tätigkeit als Ausbilderin bei Interessenten leider schon oft Hunde mit nicht erklärbaren Allergien oder Juckreiz gesehen, mit Durchfall, mit stumpfem Fell oder solche, die zu früh zu viel leisten sollten und keinerlei Freude mehr an dem empfanden, was sie eigentlich machen sollten. Natürlich gingen diese Hunde (bei mir) nicht in eine Weiterbildung.

Ein Schlüsselerlebnis für mich war es einmal auf einem Trainingsseminar mit Hund, als meine schwarze, etwa sieben Jahre alte Labradorhündin neben einer hellen Labradorhündin ähnlicher Statur stand und ich gelobt wurde, dass meine Hündin ja so „strahle“ und so ein tolles junges Tier sei. Die Hündin neben uns war erst vier, aber das Strahlen war erloschen, die Rute wackelte nur noch dezent (labradoruntypisch), das Fell wirkte spröde und verblasst. Vermenschlicht könnte man sagen, sie hatte „Burn-Out“. Sie tat mir sehr leid. Damals schwor ich mir, dass das meinen Hunden nie passieren wird. Passen auch Sie gut auf Ihren Hund auf!

Damit möchte ich gleich zum nächsten Punkt kommen, der neben der Einsatzzeit auch wichtig ist: der Hund sollte in den Einsätzen immer eine Rückzugsmöglichkeit (geschützte Liegefläche) und Zugang zu frischem Wasser haben. Er soll sich auch eigenständig dorthin zurückziehen dürfen! Ich hatte bereits auf S. 67/68 beschrieben, dass ich mit bis zu drei Decken arbeite. Ich möchte noch einmal kurz genauer darauf eingehen:

Die erste Decke dient einfach als Unterlage vor Verunreinigungen durch Haare und wird auf Betten und Stühlen benutzt. Decke zwei ist die Ruhedecke, welche ich, seit die Hunde bei mir wohnen, auch als Ruhedecke konditioniere – auf dieser findet nichts statt, dort werden sie nicht angesprochen, dort haben sie Ruhe und dürfen sich jederzeit selbstständig dorthin zurückziehen. Haben sie das in der Häuslichkeit verstanden, können sie das auch schnell auf die Einsätze übertragen und sich selber ihre Ruhephasen schaffen. Das kann auch in einer Hundebox sein, viele Hunde fühlen sich darin wohler, jedoch ist diese nicht zum Wegsperren gedacht! Das wäre auch problematisch mit dem Tierschutzgesetz. Die Box ist immer offen. Teilweise kann man die Türen auch abnehmen. Decke Nummer drei ist die Arbeitsdecke, auch diese lernen die Hunde kennen, seitdem

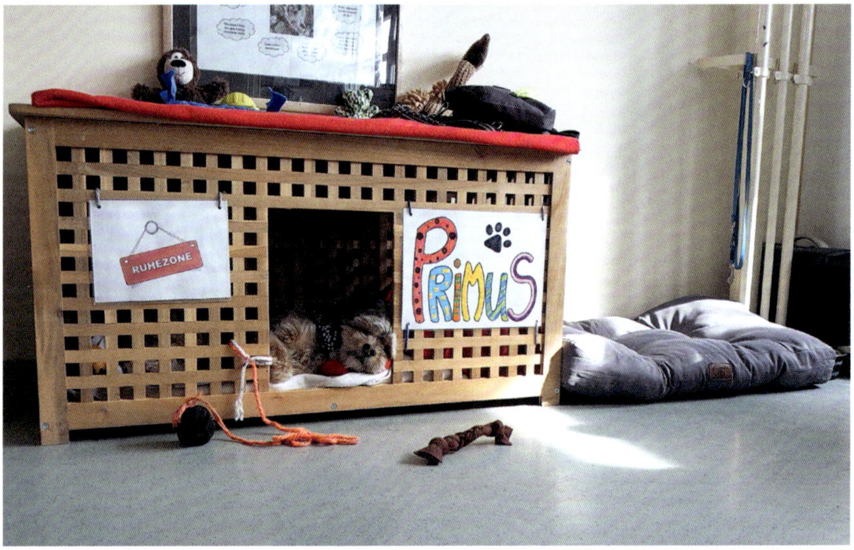

Primus hat sich für eine Pause entschieden, hier in seinem besonderen Modell einer Box. Direkt daneben sieht man seine Arbeitsdecke.

sie bei mir eingezogen sind. Es ist ein Kooperationssignal und die Hunde dürfen selbst entscheiden, ob sie auf dieser mit mir und den Besuchten zusammenarbeiten möchten oder nicht. Damit geht es gleich im nächsten Kapitel weiter!

Übrigens benötigen auch erwachsene Hunde 17–20 Stunden pro Tag, um sich auszuruhen, also zum gar nichts machen, das sollten wir bei unserer Einsatzplanung immer kritisch im Kopf haben *(vgl. Foltin 2023, S. 50)*. Insbesondere auch, wenn wir mit älteren Tieren arbeiten, drängt sich irgendwann auch die Frage nach der „Rente“ auf, denn das Ruhebedürfnis steigt im Alter.

Kooperationssignal (Gastbeitrag)

Haben Sie sich schon mal gefragt, ob Ihr Hund Spaß an der Tiergestützten Intervention hat? Ob er die Einsätze genauso mag wie Sie? Wäre es nicht toll, wenn Ihr Hund sprechen könnte? Wenn er sagen könnte, ob er einer Interaktion zustimmt oder nicht? Aber wahrscheinlich haben Sie schon längst die Feinheiten der Körpersprache Ihres Hundes erkannt und können daraus Ihre Schlüsse ziehen. Doch sicher kennen Sie auch Momente, in denen dies nicht leicht und eindeutig erkennbar ist.

Genau hier setzen die sogenannten Kooperationssignale an. Sie geben einem Tier die Möglichkeit, eine klare Zustimmung oder Ablehnung zu äußern. Ein Kooperationssignal kann man sich wie einen Schalter vorstellen: Wird er betätigt, folgt ein bekanntes Resultat. Damit das Resultat wirklich bekannt ist, muss das Tier eine Verknüpfung herstellen. So kann ein Kinntarget im Medical Training zum Kooperationssignal werden – wenn beispielsweise bei einem Tierarztbesuch der Hund das Kinn auf dem Target (= bestimmter Ort/Ziel) ablegt und damit Zustimmung signalisiert, kann die tierärztliche Behandlung erfolgen; wird das Kinn angehoben, muss sofort jegliche Manipulation/Berührung aufhören. Durch diese Art der Kommunikation bekommt ein Tier ein Mitspracherecht und somit auch eine klare Selbstbestimmung. Eine Beendigung des Kooperationssignals heißt nicht, dass ein völliger Abbruch erfolgen muss. Je nach Situation kann schon kurze Zeit später eine erneute Anfrage erfolgen.

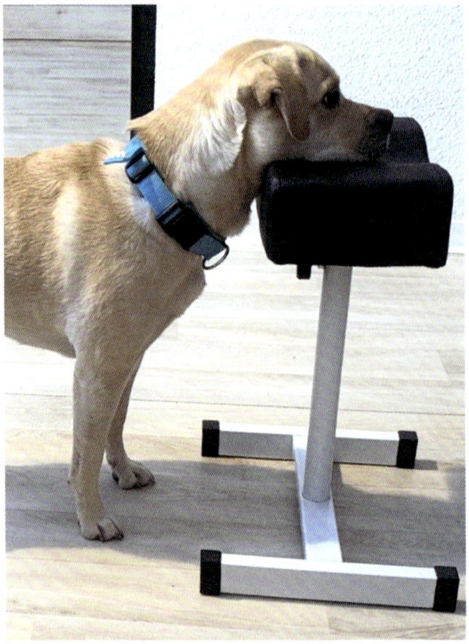

Hedwig beim Kinntarget als Kooperationssignal.

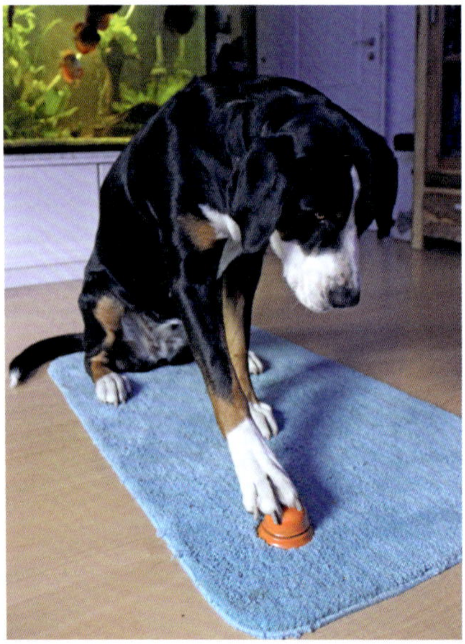

Abby im Training mit dem Kooperationssignal Klingel.

Nicht nur im Medical Training finden Kooperationssignale immer mehr Bedeutung. Auch in der Tiergestützten Intervention lohnen sie sich. Ein sehr einfaches und leicht erlernbares Kooperationssignal kann ein Startsignal sein. So kann beispielsweise der Satz „aktiv werden" zur Ankündigung für eine Interaktion mit Klienten werden. Der Trainingsaufbau ist denkbar einfach. Bevor die Aktion startet, wird „aktiv werden" gesagt. So können Sie jede Interaktion mit einem gleichbleibenden Signal verbinden. Es sollte ein Signal sein, welches bislang noch keine Bedeutung hat. Wenn Ihr Hund kommt, starten Sie die direkte Interaktion mit ihm. Er lernt, dass auf das Signal immer eine aktive Phase mit dem Klienten erfolgt. Ihr Hund kann nun entscheiden, ob er zur Interaktion kommt oder eben auch nicht.

Ein weiteres Beispiel wäre das Betätigen einer Klingel. Hierbei muss der Hund natürlich im Vorfeld lernen, die Klingel zu betätigen. Kann der Hund das, kann eine Verknüpfung erfolgen → Klingel auf den Boden stellen + Hund klingelt = Klient streichelt. Betätigt der Hund die Klingel, gibt er seine Zustimmung für die Berührungen.

Kooperationssignale können die Verständigung zwischen Hund und Mensch erleichtern. Sie ermögli-

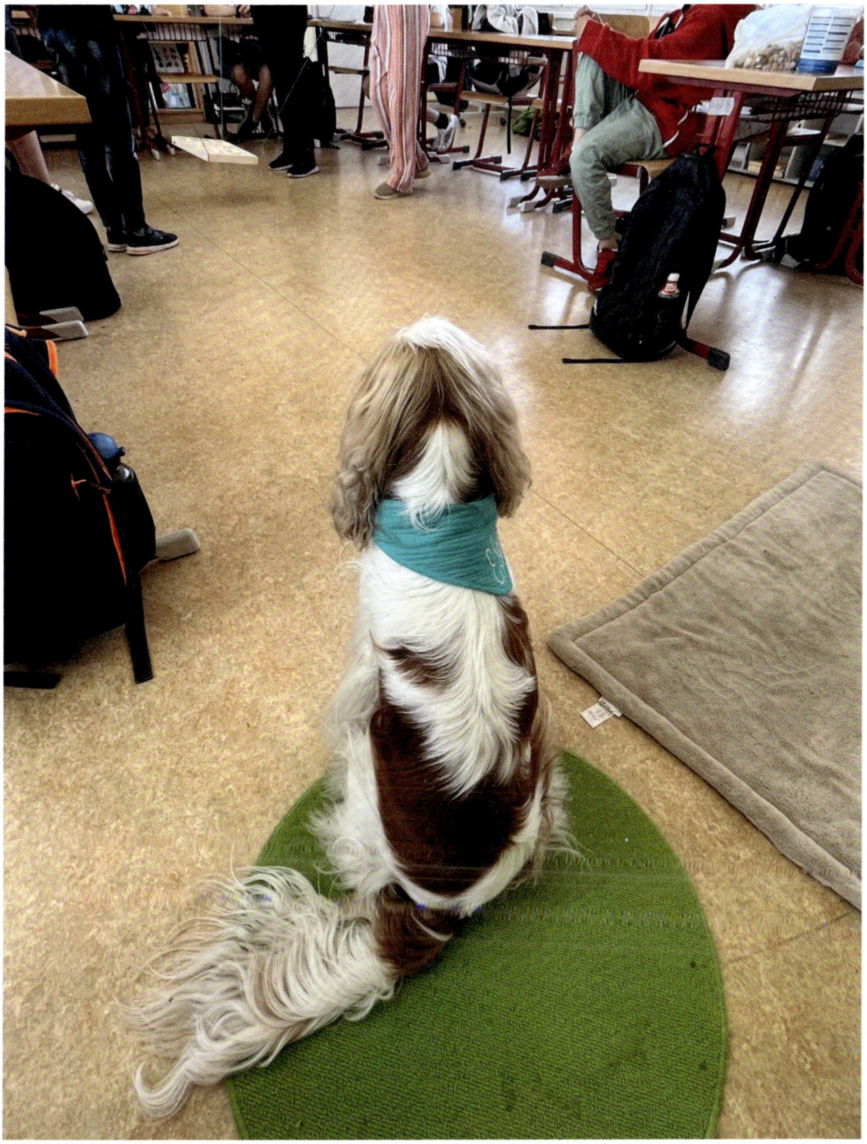

Auch die Arbeitsdecke kann als Kooperationssignal verankert werden. Elmo wartet auf seiner Arbeitsdecke auf seinen Einsatz und zeigt damit seine Einsatzbereitschaft, er wählt durchaus auch seine Ruhedecke (rechts), wenn er Pause machen möchte (was dann toleriert wird).

chen es dem Tier, seine Zustimmung oder Ablehnung zur Interaktion zu geben. Ein Kooperationssignal ist ein Versprechen, welches seine Bedeutung verliert, wenn das „Nein“ des Hundes übergangen oder ignoriert wird und die Interaktion dennoch startet. Wenn ein Tier nein sagt, so sollte dies toleriert und ernst genommen werden. Wir Menschen entscheiden uns, ein Tier in den tiergestützten Einsatz zu nehmen und tragen daher besondere Verantwortung (für ALLE Beteiligten). Daher sollten wir den Tieren die Möglichkeit der Selbstbestimmung geben und diese rücksichtsvoll nutzen.

Gastbeitrag von Lisa-Christine Brüll

Hundetrainerin

Aus- oder Weiterbildung?

Es wäre schön, wenn eine Zusatzausbildung, Schulung oder Weiterbildung zur Tiergestützten Intervention erfolgt. Dennoch ist in Deutschland aktuell nichts bezüglich einer Weiterbildung im Tiergestützten Bereich vorgeschrieben. Laut dem White Paper der IAHAIO sollte vor dem Beginn von Einsätzen aber wenigstens ein einführendes Training absolviert, eine Vorbereitung für die Einsätze stattfinden und eine Beurteilung des Teams erfolgen.

Doch wie sieht ein solches Fortbildungsangebot aus? Generell gleichen sich die Ausbildungen in ihren Inhalten, wobei die Programme zur Tiergestützten Aktivität für Ehrenamtliche oft kürzer sind als die speziell auf die Einsatzbereiche zugeschnittenen Fortbildungen bezüglich der Tiergestützten Therapie.

Generell ist es empfehlenswert, bei der Kurswahl darauf zu achten, dass Hund und Halter mit einbezogen werden. Diese Schulungen brauchen Zeit und können nicht an einem Wochenende abgeschlossen werden.

Grob verallgemeinert kann man von folgendem Ablauf während einer Weiterbildung sprechen:

In einer Eignungsprüfung wird getestet, ob der Hund sich für Einsätze eignet. Diese fallen sehr unterschiedlich aus, es kann eine Prüfung auf einem Hundeplatz sein, ein Spaziergang oder eine simulierte Einheit, aufgrund fehlender Vorgaben haben hier alle Ausbildungsinstitute eigene Prüfungen entwickelt. Der Theorieunterricht beschäftigt sich mit den Themengebieten Grundlagen der Tiergestützten Intervention, Rechtlichem, Pädagogik, Psychologie, Geriatrie, Physiotherapie und kynologischem Fachwissen.

Im praktischen Teil werden Hund und Halter mit dem konfrontiert, was ihnen im Einsatz begegnen könnte. Hier wird die Begegnung mit diversen Hilfsmitteln wie Rollstühlen, mit ungewohnten Umgebungen wie der eher sterilen Seniorenheimatmosphäre mit ihren auch neuen Gerüchen und unbekannten Geräuschen geübt, sowie der (simulierte) Kontakt mit Senioren. Auch der Kontakt und das Verhalten gegenüber Artgenossen stellen einen Ausbildungsbestandteil dar, bevor es dann unter Anleitung erfahrener Teams zu den ersten Besuchen in Einrichtungen kommen kann.

Bei der Abschlussprüfung – welche auch sehr unterschiedlich ausfällt – werden Erziehungselemente (Sitz, Platz, Bleib, Fuß etc.) und typische Situationen aus dem späteren Einsatzgebiet geprüft.

Der theoretische Prüfungsteil, sofern vorhanden, stellt eine schriftliche Prüfung mit Fragen aus dem Theorieunterricht dar. Nach bestandener Prüfung erhält das Team ein Zertifikat oder einen Ausweis.

Oft ist der Nachweis auf ein bis zwei Jahre begrenzt, danach muss dann eine Nachprüfung erfolgen (bei Anbietern, welche sich an die aktuellen Empfehlungen der Dachverbände halten).

Bei berufsbegleitenden fachrichtungsbezogenen Ausbildungen belaufen sich die Kosten aktuell etwa zwischen 1.500–4.000 Euro und laufen oft über ein halbes Jahr bis zwei Jahre. Ehrenamtliche Teams müssen über Vereine deutlich weniger bis nichts bezahlen und durchlaufen auch andere Ausbildungsinhalte, sodass es hier zu einem zeitlichen Aufwand von etwa einem bis sechs Monaten bis zum Abschluss kommt. Auch hier sehe ich jedoch sehr kurze Schulungen von nur ein oder zwei Tagen als kritisch an, da dem Hund-Mensch-Team keine wirkliche Entwicklungszeit als Team geboten wird.

Trotz der diversen Anbieter von Ausbildungen muss beachtet werden, dass noch keine anerkannt ist, sich aber eine immer größer werdende Lobby darum bemüht. Als Mindeststandard der Ausbildungsträger sollte man auf die Einhaltung der TVT, ISAAT oder ESAAT Vorgaben achten – diese stehen für das Einhalten der internationaler Ausbildungsstandards (siehe S. 20 f.)

Man darf seriöse Ausbildungsinstitute ruhig darauf ansprechen, nach welchen Standards sie arbeiten und das auch genauer erläutern lassen (insbesondere, wenn sie nicht zertifiziert sind). Kann ein Anbieter nicht darauf antworten, würde ich persönlich keine Weiterbildung bei ihm machen. Auch ist es ratsam, dass der Ausbilder selber umfangreiche Erfahrungen in der Tiergestützten Intervention hat. Die Hundeausbildung sollte von einem Hundetrainer durchgeführt werden, der über positive Verstärkung arbeitet und die hohen Ansprüche, welche die Tiergestützte Intervention an das Hund-Mensch-Team stellt, auch selber kennt, um das Team optimal auf die Einsätze vorbereiten zu können.

4. Besondere Anforderungen an die Kommunikation

„Es gibt viele verschiedene Wege, miteinander zu kommunizieren. Nicht immer braucht man dafür Worte, aber immer eine Verbindung.“
(Hugo)

Die gesundheitliche Konstitution von Personen in Einrichtungen des Gesundheitswesens, insbesondere bei Bewohnern von Senioreneinrichtungen, ist sehr vielfältig. Daher sollten vor dem ersten Besuch mit dem Personal folgende Fragen abgeklärt werden, damit es auch von Anfang an mit der Kommunikation klappt:

- Liegt eine die Kommunikation einschränkende Erkrankung vor?
- Ist eine zielgerichtete, inhaltlich klare Kommunikation möglich?
- Liegt eine demenzielle Erkrankung vor, welche einer besonderen Kommunikation bedarf?
- Womit äußert die besuchte Person Freude und Abneigung bei eingeschränkten Kommunikationsmöglichkeiten?
- Ist die Person schwerhörig?
- Sieht die Person schlecht?

Die Phase des Kennenlernens birgt die höchste Gefahr von Widerständen aufgrund von Kommunikationsfehlern. Daher ist es ratsam, zumindest in der Anfangsphase immer einen Pfleger als „Dolmetscher“ dabei zu haben.

Ein von den Angehörigen vorher ausgefüllter Tierbiografiebogen (siehe Download 20) kann gerade auch in den Anfangsbegegnungen helfen, das Eis zu brechen, indem Sie an biografisches Wissen anknüpfen und darüber ins Gespräch kommen können. Neu erfahrene Punkte können darauf ergänzt und der Biografiebogen von Ihnen weitergeführt werden. Mir hat dieser seit seiner Einführung in meiner Arbeit immer sehr geholfen.

Die Bewohner abholen, wo sie stehen

Jeder Besuchte ist anders! Jeder Besuch ist aufgrund der Tagesform von Besucher, Hund und Besuchtem anders! Man sollte immer darauf gefasst sein, etwas anderes machen zu müssen als geplant!

Die Bewohner abzuholen, wo sie stehen, meint:

- Versuchen, den Besuchten zum geplanten Besuchsablauf zu motivieren.
- Wenn dieser nicht mitmachen möchte oder aktuell nicht fähig ist, zu verstehen, was man möchte, sollte flexibel etwas anderes versucht werden! Oft kommen hier direkt Vorschläge von den Bewohnern.
- Ängstlichen oder vorsichtigen Personen kann auch das Zusehen genügen.

Ein erster Schritt für einen Vertrauensaufbau zum Hund kann nach einer Idee von Swantje Richter das Leckerlifüttern mit einem Rinderhautlöffel oder der Leckerlischleuder (siehe S. 138) sein, da die Besuchten bei diesen Brückenmethoden nicht in direkten Kontakt mit dem Hund treten müssen.

Es sollte nichts erzwungen werden, das führt nur in eine Sackgasse! Zeit und Geduld sind die Zauberwörter insbesondere im Umgang mit an Demenz erkrankten Personen.

Einen guten Besuchseinstieg stellt die Methode des therapeutischen Tischbesuches, eine wertschätzende Kurzzeitaktivierung von Kiefer/Rudert dar. Hierbei sieht man innerhalb einer Minute, wie es dem Bewohner

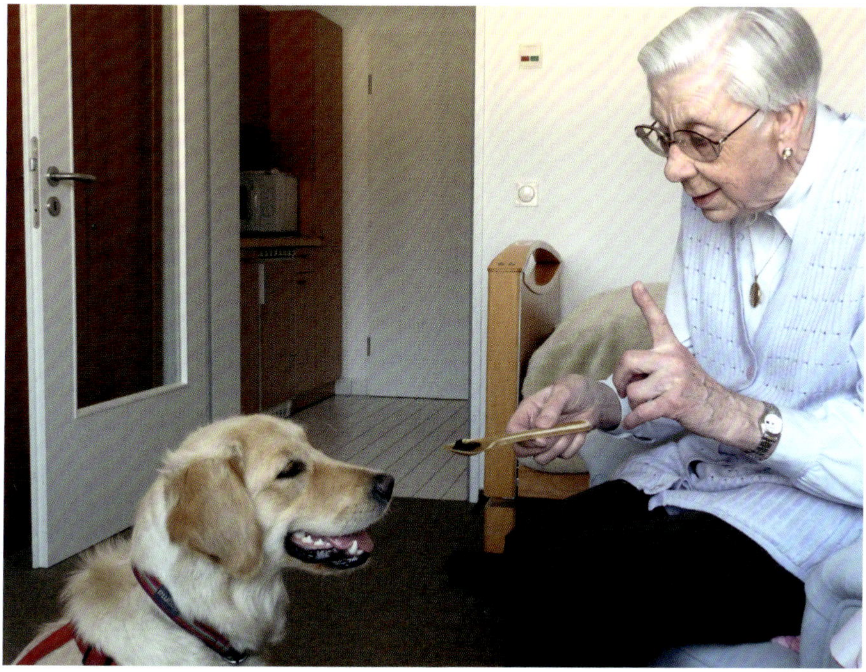

Brückenmethode des Fütterns mit einem Rinderhautlöffel.

geht und kann seine Pläne daraufhin anpassen. Innerhalb einer Gruppe ist diese Methode ein schöner Einstieg, um alle Teilnehmer persönlich zu begrüßen und die Konzentration auf sich zu richten. Hieraus leitet sich auch der Name „Tischbesuch" ab, da die Senioren häufig in Gruppenräumen an Tischen sitzen und sie dort schnelle ohne großen Zeitaufwand vom Personal effektiv angesprochen werden können.

Nach Kiefer/Rudert *(2007, 22 f.)* werden die Besuchten nacheinander begrüßt. Hierbei sind ein langer, intensiver Augen- und Handkontakt von elementarer Wichtigkeit, insbesondere, um demenzerkrankte Besuchte zu erreichen. Diese erste Kontaktaufnahme sollte vier bis etwa zehn Sekunden dauern. Um den Kontakt besser herstellen zu können, sollte man sich vor den Besuchten auf Augenhöhe begeben. Die Sekunden der Begrüßung sind nur für den Besucher und den Besuchten gedacht – über den Augenkontakt und Berührungen wie Streicheln der Hände wird Kontakt zum Gegenüber aufgebaut. Es sollte hier keine Ablenkung von außen stattfinden! Bei der Kontaktaufnahme muss unbedingt immer auf Nähe und Distanz geachtet werden. Abstand zwischen Besucher und Besuchtem ist wichtig! Daher sollte unbedingt herausgefunden werden, wie viel Nähe der Besuchte als angenehm empfindet und wie viel Abstand gehalten werden sollte (in der Regel ist eine Armlänge ein guter Abstand).

Wenn der erste Kontakt entstanden ist, können externe Medien zur Kommunikation eingesetzt werden. Diese Intermediärobjekte können auf den Hundebesuch bezogen die Hundeleine, ein Leckerli, das Hundefell oder Spielzeug sein.

Ein kurzes Beispiel für eine Kurzzeitaktivierung mit einer 90 Jahre alten dementen, schläfrigen Frau beim Gruppenbesuch, Gesprächsdauer etwa eine Minute, der Hund wartet auf seiner Ruhe- oder Arbeitsdecke, um niemanden zu erschrecken (kann aber von allen gesehen werden):

Besucher (B): „Guten Tag Frau S.!" Hinhocken vor Frau S., leichtes Händestreicheln, intensiver Blickkontakt. „Wie geht es Ihnen?"

Frau S. (S): „Geht."

B: „Schauen Sie einmal das Halsband an, das Paula heute umhat." (Ein Halstuch.)

S: „Sehr schön, warum hat sie das?" (Frau S. schaut auf den Hund und erfühlt ein zweites, gleiches Tuch, welches ihr **B** in die Hand gegeben hat, sucht immer wieder Augenkontakt zum **B**.)

B: „Um hübsch auszusehen und Ihnen eine Freude zu machen." (Frau S. lächelt.)

S: „Früher habe ich auch viel genäht." (Frau S. Augen leuchten auf. Hier nicht starr beim Halstuch verharren, sondern kurz auf das neue Thema eingehen.)

B: „Da hatten Sie bestimmt viel zu tun." Pause. „So ein junges Gemüse wie ich hat das Nähen leider nicht mehr gelernt." (Frau S. nickt lächelnd.)

S: „Es gab immer viel zu tun."

B: Hände etwas kräftiger drückend: „Ich muss jetzt weiter, denn wer rastet… (Pause, um Frau S. das Sprichwort mitsprechen zu lassen) … der rostet! Gleich machen wir zusammen etwas mit Paula!" Frau S. nickt leicht mit dem Kopf und verfolgt lächelnd das Team mit ihren Blicken.

Nach der eigentlichen Aktivität sollte auch wieder eine persönliche Verabschiedung mit einer allgemeinen Gesprächsfloskel stattfinden (der Hund darf sich frei im Raum bewegen):

B: Vor Frau S. hockend, Hand haltend, Blickkontakt aufbauend. „Das war es für heute Frau S., bis nächsten Freitag!" Dabei die Hände lösend, langsam aufrichtend.

S: „Auf Wiedersehen."

B: Geht zum Nächsten, verlässt lächelnd und winkend mit dem Hund den Raum.

S: Winkt intensiv zurück.

Besondere Bedürfnisse von an Demenz erkrankten Personen

In Seniorenheimen trifft man häufig auf das Krankheitsbild der Demenz, daher soll nachfolgend überblicksweise auf diese Krankheit eingegangen werden. Das Wort „Demenz" kommt aus dem Lateinischen von „de" (weg von) und „mens" (Geist), damit ist die Krankheit gut umschrieben, denn sie wirkt sich einschränkend auf die kognitiven, sozialen und emotionalen Fähigkeiten der erkrankten Personen aus. Typische Defizite sind zum Beispiel die Unfähigkeit, das richtige Wort zu finden, einen Gegenstand zu benennen oder einen Gedanken auszudrücken (Aphasie); Störungen, Handlungen zu koordinieren und zielgerichtet, geordnet auszuführen (Apraxie), Störungen im Planen und Durchführen sowie Schlussfolgern,

Probleme beim abstrakten Denken und beim Erkennen von Gegenständen oder Personen (Agnosie). *(vgl. Grond, 2002, 196)* Es gibt unterschiedliche Demenztypen, wobei die Alzheimer-Demenz am häufigsten auftritt.

Die Demenz wurde nach Volicer, Fabiszewski, Rheaume und Lasch 1988 in vier Stadien aufgeteilt:

Frühes Stadium mit leichten Beeinträchtigungen

Hier werden die Ausfälle von der erkrankten Person ignoriert oder es kommt zum Rückzug von den bekannten und geliebten Handlungen, um die Defizite zu verbergen. Die Folgen sind oft Frustration, Niedergeschlagenheit und Apartheit bis hin zur Depression. *(vgl. Bowlby Sifton, 2008,132)* Der Einsatz von Hunden bietet in erster Linie positive, stimmungserhellende Abwechslung mit Anregung zur Kommunikation über eigene frühere Tierhaltung. Sehr gut lassen sich an dieser Stelle die anspruchsvolleren Übungen aus dem vierten Kapitel dieses Buches einsetzen.

Mittleres Stadium mit mäßiger Beeinträchtigung

Der Gedächtnisverlust kann jetzt nicht mehr vor anderen versteckt werden, denn die kognitiven Fähigkeiten sind deutlich beeinträchtigt. Die eigenmächtige Lebensführung ist eingeschränkt, daher wird die Tagesstrukturierung überwiegend von der Betreuungsperson durchgeführt. Schwierigere komplexere Tätigkeiten wie Kochen, Anziehen, Waschen oder Einkaufen müssen unterstützt werden. Es kann zu Problemen mit dem Tag-Nacht-Rhythmus und beim Sprechen kommen. Aus Frustration können kleine harmlose Anlässe zu extremen emotionalen überschießenden Reaktionen führen. *(vgl. Bowlby Sifton, 2008, 133 f.)*

Hunde sind in diesem Stadium eine verlässliche Konstante aus dem früheren Leben und erwecken alte Erinnerungen. In diesem Stadium kann man sehr gut die Übungen aus Kapitel vier in der Arbeit einsetzen, um die Personen zu Bewegung und Gedächtnistraining zu motivieren. In der Regel arbeiten die Personen hier sehr motiviert mit, um dem Hund etwas Gutes tun zu können.

Fortgeschrittenes Stadium mit schweren Beeinträchtigungen

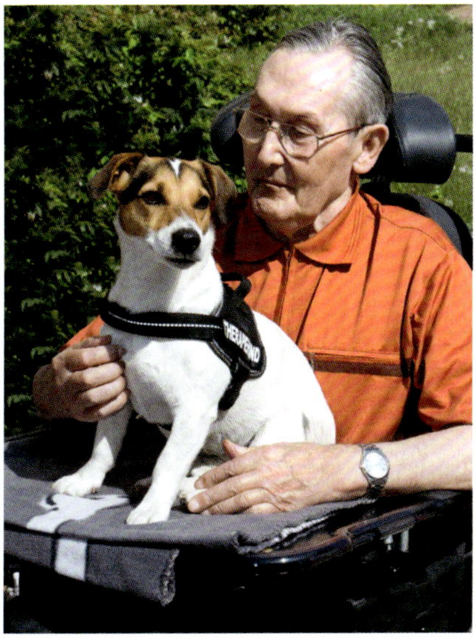

Verwöhnprogramm auf dem Rollstuhltisch im fortgeschrittenen Stadium.

Es können nur noch Aktivitäten durchgeführt werden, welche lediglich einen Handlungsschritt erfordern, wie etwa Kämmen, dazu ist eine Anleitung nötig. Diese reicht verbal nicht mehr aus, die Tätigkeit muss vorgeführt und angeleitet werden. Spätestens jetzt treten Stuhl- und Harninkontinenz auf. In der Kommunikation sind einfache Sätze und Floskeln möglich, das Verständnis von Sprachinhalten ist nur noch begrenzt. Von der Grob- und Feinmotorik ist das meiste verloren gegangen. Die Personen sind dauerhaft desorientiert. *(vgl. Bowlby Sifton, 2008,134 f.)* Hunde wirken hier als großer Motivator bei einfachen Tätigkeiten wie Trinken (oft ein Problem bei älteren Menschen). Mit dem Hund sind noch einfache angeleitete Übungen wie Kämmen oder Füttern möglich.

Finales Stadium

Die Person ist rundum auf fremde Hilfe angewiesen. Es ist keine Bewegung, kein Sprechen und Schlucken (Sondenernährung) mehr möglich. Hier ist der Erkrankte besonders auf eine gute Pflege angewiesen, damit ein Wundliegen, Austrocknen oder Kontrakturen verhindert werden. In diesem Stadium kommt es zum Tod. *(vgl. Bowlby Sifton, 2008, 135)*

Hundeeinsätze können hier als alle Sinne stimulierende Bettenbesuche durchgeführt werden (siehe 6.). Trotz des Abbaus der kognitiven Fähigkeiten bleiben den Erkrankten ihre Angewohnheiten und das Routinegedächtnis sowie Langzeitgedächtnis, ihr Musikverständnis, motorische Fertigkeiten, das emotionale Bewusstsein und Gedächtnis, das sensorische

Bewusstsein, die Geselligkeit, soziale Fähigkeiten und ihr Humor erhalten. *(vgl. Bowlby Sifton, 2008,146)*

Hier liegt auch der Schlüssel zum Zugang zu der Person, denn wenn man im Umgang mit an Demenz erkrankten Personen einige Regeln bei der Kommunikation beachtet, bekommt man sehr schnell Zugang zu ihnen.

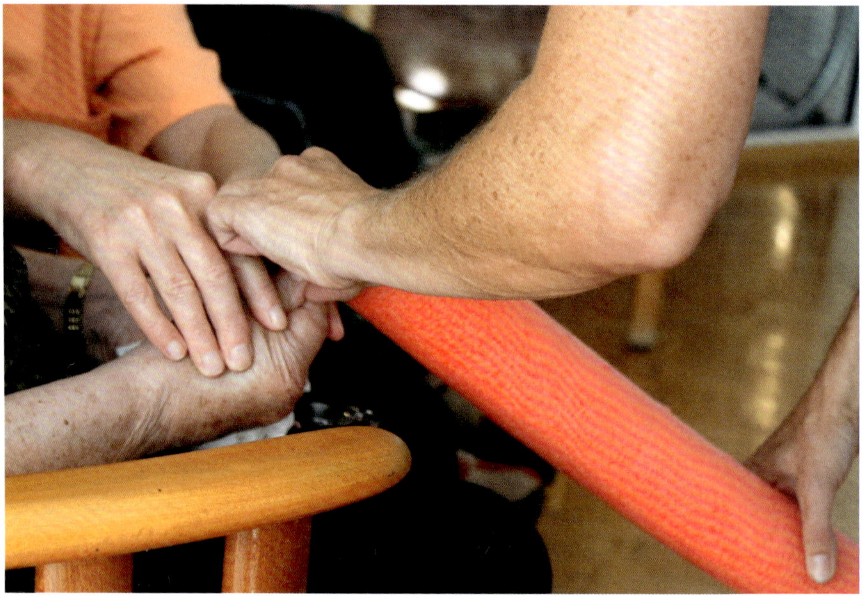

Übungen alleine ausführen können, Zeit geben, nicht sofort alles übernehmen, unterstützen, da wo es notwendig ist, so bekam auch diese Besuchte das Erfolgserlebnis, den Hund selbstständig über ein Brückenobjekt füttern zu können (siehe S. 138).

Nachfolgend einige hilfreiche Grundregeln:
(vgl. auch Bowlby Sifton, 2008, 184 ff.)

- Es sollte versucht werden, vor dem ersten Besuch möglichst viel über die Biografie der besuchten Person zu erfahren, so kann zielgerichtet gearbeitet werden. (Aus welchem Milieu, mit welchen Umgangsformen stammt sie?)

- Mit dem Besuchten wie mit einem erwachsenen Menschen kommunizieren. Denn trotz ihrer Krankheit fühlen sich die Personen wie erwachsene Menschen und empfinden Verniedlichungen (Bettchen, Tellerchen, Enkelchen, Pipi machen) als respektlos. Es sollte immer in der Sie-Form kommuniziert werden (es sei denn, es ist aufgrund des Lebenslaufes eine andere Ansprache förderlicher).

- Erkennen der emotionalen Verfassung.

Die Gefühlslage des Erkrankten sollte erkundet und ernstgenommen werden. Wenn die Gefühlslage angesprochen wird, fühlt der Erkrankte sich wahrgenommen und respektiert.

Nachfolgend zwei Kommunikationsbeispiele zur sogenannten Validation aus der Praxis:

Der verpasste Bus

Frau S. läuft aufgeregt den Flur entlang, als das Hund-Mensch-Team den Wohnbereich betritt. Sie nimmt beide nicht wahr.

Besucher (B): „Guten Tag Frau S., Sie wirken heute sehr aufgeregt." (Ansprache mit Blickkontakt)

Frau S.: „Ich habe meinen Bus verpasst!"

B: „Da kann ich verstehen, dass Sie unruhig sind."

Frau S.: „Jetzt komme ich zu spät."

B: „Vielleicht kommt bald noch ein Bus?"

Frau S.: „Dann schaffe ich meinen Termin vielleicht noch."

B: „Das ist ja schön, in der Zwischenzeit können wir ja zusammen warten. Der Hund würde sich auch freuen, wenn Sie ihn so lange streicheln könnten."

Frau S.: „Das ist eine gute Idee."

Durch dieses Gespräch wurde die unangenehme Situation für Frau S. entschärft und sie konnte sich in Ruhe auf den Hund einlassen. Nach zehn Minuten ging das Team weiter und ließ eine glückliche Frau S. zurück, die inzwischen den Bus vergessen hatte.

Der Diebstahl

Besucher und Hund betreten das Einzelzimmer von Herrn M. Dieser liegt wach in seinem Bett und freut sich in der Regel sehr auf die Besuche.

B: „Guten Tag Herr M. Hier kommt Hundebesuch!"

Herr M.: „Geh raus, lass mich in Ruhe!"

Der Besucher geht zum Bett und legt die Hand von Herrn M. auf den Hunderücken (Hund kommt freiwillig), seine Augen gehen auf.

B: „Guten Tag Herr M., heute ist wieder Hundetag, der Max ist da!"

Herr M.: „Hallo Max!" (mit strengem Ton)

B: „Herr M., Sie wirken heute wütend."

Herr M.: „Die Schwester hat meine Brille gestohlen."

B: „Da kann ich verstehen, dass Sie wütend sind."

Herr M.: „Die können doch nicht machen, was sie wollen!"

B: „Ich habe ja heute den Max dabei, wollen wir ihn vielleicht mal die Brille suchen lassen?"

Herr M.: „Wir können es ja versuchen."

Der Besucher hat die Brille schon längst etwas versteckt auf dem Fensterbrett liegen sehen und sucht jetzt zusammen mit Max und Herrn M. die Brille, dabei wird der Hund in Richtung Fensterbrett gelenkt, sodass Herr M. und Max die Brille gemeinsam finden. Danach wird Max für seine Leistung von Herrn M. mit Leckerlis verwöhnt.

Beide Gespräche hatten durch die richtige Kommunikation einen erfolgreichen Ausgang für alle Beteiligten, hierbei wurden noch weitere Kommunikationsregeln berücksichtigt:

- **Besuche sollten mit orientierenden, beruhigenden Informationen begonnen werden.** Der Besucher sollte sich und den Hund vorstellen, dazu vielleicht den Wochentag und Ort: „Guten Tag Herr M., heute ist wieder Hundetag, der Max ist da!"

- **Keine Verbote oder Befehle benutzen.** Lieber positive Formulierungen verwenden. Wenn jemand dem Hund Schokolade füttern möchte, zum Beispiel: „Schade, Herr M., Schokolade mag der Max leider überhaupt nicht, aber ich habe hier eine Tasche mit seinen Lieblingsleckerlis, da können Sie gerne eines für Max herausnehmen!" und nicht „Nein, das darf er nicht, das ist giftig!". Bei Frau S. wäre „Hier kommt kein Bus, gehen Sie in Ihr Zimmer!" falsch gewesen.

- **Kommunikationsversuche anerkennen und freundlich darauf reagieren.** An Demenz erkrankte Personen sollten mit in das Gespräch einbezogen werden (in Gruppenräumen). Erkrankten fällt die Kommunikation zunehmend schwerer, daher ist eine Reaktion auf alle Kommunikationsansätze sehr wertschätzend und motivierend. Wenn kein Anfang vom Gegenüber kommt, kann mit der Vorstellung von dem Mensch-Hund-Team begonnen werden, oft ergibt sich dann ein Gespräch. Oder es werden über gezielte Ja/Nein Fragen Erlebnisse von früher erfragt (Hatten Sie früher einen Hund? Sah er so aus wie mein Hund? Wie hieß Ihr Hund?), Informationen dazu bekommen wir aus dem Tierbiografiebogen.

- **Nur das sagen, was nonverbal ausgestrahlt wird.** Mimik, Stimmlage und Körperhaltung verraten, wie es uns geht. Den Besuchten sollte diesbezüglich nichts vorgespielt werden – sie haben ein feines Gespür für Stimmungslagen.

- **Keine Streitgespräche, kein Widerspruch oder Herabsetzen.** Bei Frau S. hätte die Tatsache, dass kein Bus kommt, sie nur noch weiter in Unruhe und Angst versetzt, da der Bus in ihrer Realität gleich kommt. Ebenso hätte Herr M. eventuell eine Verschwörung des Hundeführers mit dem Personal darin gesehen, wenn er darüber aufgeklärt worden wäre, dass das Personal die Brille nicht entfernt hat, sondern Herr M. sie selber verlegt hat.

- **Ja/Nein Fragen stellen.** Erkrankten fällt es ab einem gewissen Grad der Demenz sehr schwer, freie Entscheidungen zu treffen. Daher sollten nur Fragen gestellt werden, auf die entweder mit „Ja" oder „Nein" geantwortet werden kann. Frau S. hätte auf die Frage, wann der letzte Bus gefahren ist oder der nächste fahren wird, nicht antworten können. Herr M. wäre mit der Frage danach, wann das Personal die Brille genommen haben soll und wer sie wohin gepackt hat, völlig überfordert gewesen.

- **Geduld bei immer wiederkehrenden Fragen haben.** Häufig werden immer wiederkehrende Fragen gestellt, diese sollten jedes Mal geduldig wie beim ersten Mal beantwortet werden. Zudem sollte nicht darauf hingewiesen werden, dass diese Frage schon beantwortet wurde. Aus Sicht des Erkrankten stellt er die Frage das erste Mal (das Kurzzeitgedächtnis hat schon wieder die vorherige Frage vergessen).

- **Vertraute Wörter und Redewendungen verwenden.** Man sollte sich erkundigen, ob der Erkrankte bestimmte Wörter in der Kommunikation verwendet oder gewohnt ist (zum Beispiel „Lütte" für ein Kind oder Kosenamen). Auch bekannte Redewendungen und Sprichwörter eignen sich sehr zur Kommunikation mit Demenzkranken (zum Beispiel: „Auf einem Bein kann man nicht stehen!" wenn der Hund noch ein zweites Leckerli bekommen darf. Oder „Aller guten Dinge sind drei!" wenn der Hund drei Leckerlis bekommen darf).

- **Direkte Ansprache zum Besuchten.** Die Personen sollten immer von vorn und in Augenhöhe (hinhocken) angesprochen werden, sonst wird man eventuell nicht wahrgenommen oder erschrickt die Person. Dabei aber unbedingt auf den gesellschaftlich üblichen Abstand achten (Armlänge)! Wenn nötig, sollte die Person zuvor mit ihrem Namen angesprochen oder die Hand berührt werden (beziehungsweise wie bei Herrn M., die Hand des Besuchten auf das Hundefell geführt werden – wenn möglich) – so bekommt man die nötige Aufmerksamkeit.

- **Langsam, deutlich, mit Rhythmus und mit tiefer, etwas lauterer Stimme sprechen.** Langsam, da die Erkrankten länger brauchen, um die Informationen zu verarbeiten. Tief aufgrund der häufig vorliegenden Schwerhörigkeit.

- **Botschaften wortgleich wiederholen und frustrierende Kommunikationsversuche abbrechen.** Wird die Botschaft nicht verstanden, diese einfach wiederholen! Wird es trotzdem nicht verstanden, sollte man mit dem Ergebnis zufrieden sein und ein neues Thema beginnen. Oft werden Hundenamen nicht richtig verstanden, wenn es nach zweimaligem Korrigieren nicht mit dem richtigen Namen klappt, sollte der neue Name akzeptiert werden (so wird zum Beispiel aus „Timmi“ ein „Jimmi“ oder „Kimmi“).

- **Wiederholen der letzten Worte und Aushelfen mit Worten.** Je nach Person kann es als hilfreich empfunden werden, wenn die letzten Worte eines Satzes wiederholt werden. So kann der Besuchte seine Gedanken ordnen und an das Thema anknüpfen. Ebenso ist es personenabhängig, ob das Aushelfen mit einem Wort, das im Moment nicht einfällt, als positiv empfunden wird.

- **Stille aushalten.** Es sind nicht die Worte, die einen Besuch so wertvoll machen, sondern die gemeinsam verbrachte Zeit. Daher ist es nicht schlimm, wenn einmal eine längere Redepause herrscht, während der vierbeinige Begleiter liebevoll gestreichelt wird. Oft benötigt das Gehirn auch Zeit! Aus den Nervenbahnautobahnen sind Nervenbahnfeldwege geworden. Es kann also durchaus auch mehrere (!) Minuten dauern, bis eine Antwort auf eine Frage kommt.

- **In Einerbotschaften kommunizieren.** Immer nur eine Aussage pro Satz, dann die Antwort/Reaktion abwarten. So kann man noch bis in das letzte Demenzstadium hinein mit den Besuchten kommunizieren.

Vertiefter kann in diesem Rahmen nicht auf das Krankheitsbild und die spezifische Kommunikation eingegangen werden, hierfür sind im Literaturverzeichnis mehrere Bezugsquellen von einschlägiger (zum Teil kostenloser) Literatur aufgeführt.

Bei der Arbeit mit an Demenz erkrankten Personen ist die Aussage von Antoine de Saint-Exupéry sehr passend: „Man sieht nur mit dem Herzen gut. Das Wesentliche ist für die Augen unsichtbar." Denn egal wie schwierig eine Situation sein kann, es sollte sich immer vor Augen geführt werden, welche tollen Eigenschaften der Besuchte an einem guten Tag hat und beim nächsten Treffen wieder voller Optimismus in den Besuch gestartet werden!

Das Krankheitsbild der Demenz macht oft Angst. Aber es ist auch eine Erkrankung, die uns als Besucher in der Interaktion mit den an Demenz erkrankten Besuchten vieles gibt, was wir in unserer Gesellschaft aus den Augen verloren haben: Ehrlichkeit (Demenzkranke sind sehr ehrlich) – Komplimente sollten wir als wertvolle Geschenke annehmen. Zeit – in der Ruhe liegt die Kraft ist hier immer das Motto, Besuche zwingen zum „Herunterfahren" und Langsamsein. Achtsamkeit – an Demenz Erkrankte haben oft nur noch einen „Tunnelblick", aber das führt auch dazu, dass sie wieder den einen Vogel besonders wahrnehmen, die eine Rose, die so schön rot ist, Ihre neue Kette… Begeben wir uns zusammen mit den Besuchten auf eine besondere Reise, wenn wir das schaffen, können alle glücklich sein – unser Hund, der Besuchte und wir, und das ist ja das oberste Ziel unserer Besuche. Tauchen wir gemeinsam ein in eine unbekannte Welt!

Zusammenfassung

In meinen Angehörigenschulungen begann ich immer mit „Kennt man einen an Demenz erkrankten Menschen, kennt man einen an Demenz erkrankten Menschen“. Jeder Verlauf ist anders, es gibt zwar für das Krankheitsbild der Alzheimerdemenz eine Art roten Faden für den Umgang, jedoch ist dieser nicht verbindlich und wir müssen bei jedem neuen Besuchten immer wieder neu erforschen, was möglich ist und was nicht. Ich freue mich, dass Sie sich auf diese spannende Reise begeben und zusammen mit Ihrem Hund den Besuchten wieder den Kontakt zu einem Tier ermöglichen, zu Körperkontakt, Zuwendung und bedingungsloser Akzeptanz, wie es in den aktuellen Seniorenheimkonzepten durch strukturelle Vorgaben oft nur schwer durch die Einrichtungen selber umsetzbar ist. Damit es etwas leichter fällt, folgt auf der näcshten Seite mit freundlicher Genehmigung durch die Alzheimergesellschaft noch einmal eine bildliche Zusammenfassung zur Kommunikation:

11 Tipps zur besseren Verständigung mit Menschen mit Demenz

1 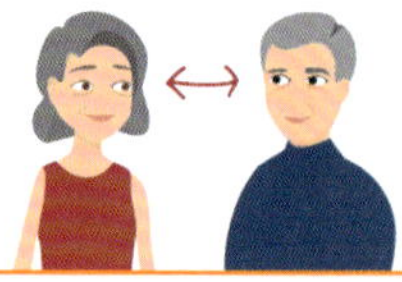
Führen Sie das Gespräch auf gleicher Augenhöhe.

2 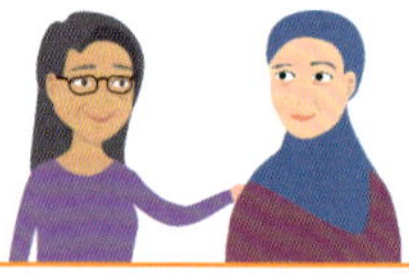
Seien Sie freundlich und zugewandt.

3 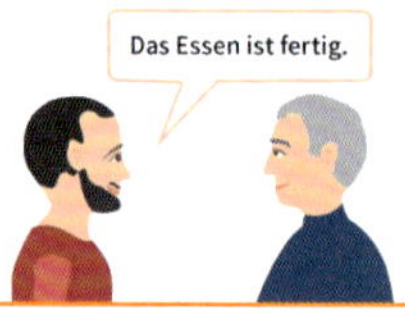

Verwenden Sie einfache, kurze Sätze.

4 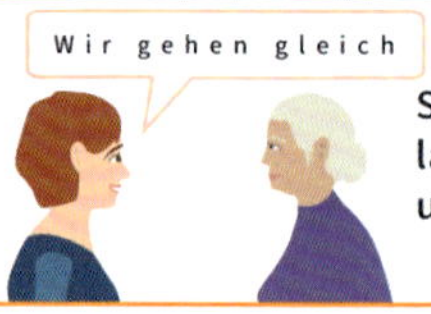

Sprechen Sie langsam und deutlich.

5 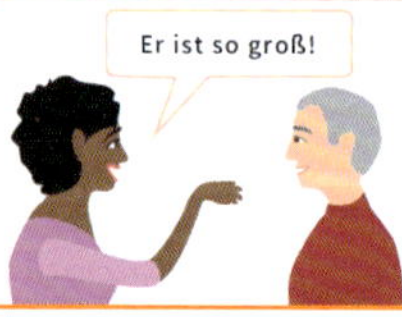

Unterstreichen Sie Ihre Worte durch Gesten und Mimik.

Achten Sie auch auf die Gefühle, die mitschwingen. 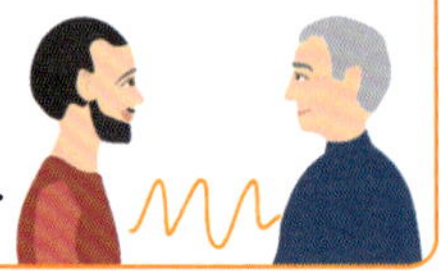 6

Lassen Sie Zeit zum Antworten. 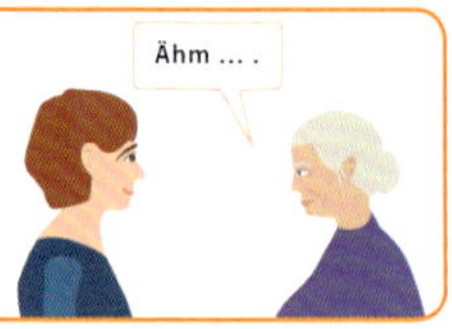

7

Hören Sie aufmerksam zu und achten Sie auf die Körpersprache. 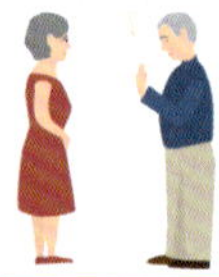 8

Sagen oder fragen Sie immer nur eine Sache auf einmal. 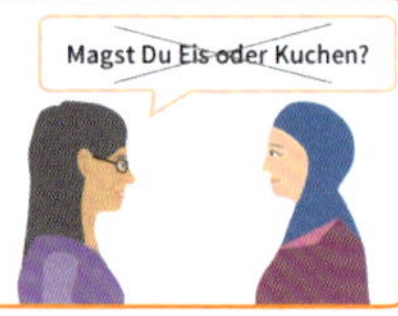

9

Stellen Sie keine „Warum, Weshalb, Wann und Wo“-Fragen. 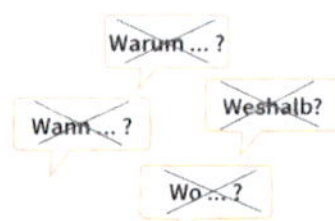

10

Zeigen Sie Anerkennung für das was gelingt. 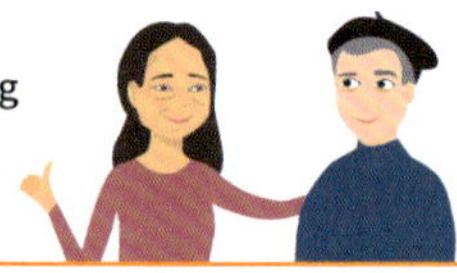 11

Deutsche Alzheimer Gesellschaft e.V.
Selbsthilfe Demenz

www.deutsche-alzheimer.de

5. Praxisbeispiele für die Besuchsstunden bei körperlich fitten Bewohnern

„Hilf mir, es allein zu tun."
(Maria Montessori)

Das Zitat ist die Grundidee hinter allen folgend vorgestellten Ideen. Die folgenden Seiten zeigen verschiedene Beispiele für abwechslungsreiche und fördernde Besuche. Wichtig ist hier, dass nicht jeder Hund alles können oder gerne machen muss! Je nach Rasse und Vorlieben des Hundes werden sich schnell Lieblingsübungen herauskristallisieren. In den Beispielen werden überwiegend Leckerlis als Belohnung erwähnt, die meisten Übungen lassen sich aber auch mit einem Hundespielzeug als Belohnung durchführen. Übungen, die ein Apportieren erfordern, kann man mit nicht apportierenden Hunden auch über ein „Anstupsen" durchführen. Das kann jeder Hund über das „Touchsignal" erlernen. Für die Besuche ist die schon erwähnte zweisprachige Erziehung des Hundes vorteilhaft. Es kann bei den Übungen zum Teil sehr hilfreich sein, wenn der Hund auf gesprochene Signale des Besuchten hören soll, hier jedoch bei Irritation durch zum Beispiel undeutliche Sprache vom Besitzer durch Handzeichen unterstützt werden kann. Andersherum gibt es auch immer wieder Personen, die sich verbal nicht mehr äußern können, aber sich teilweise noch durch Handzeichen verständigen. In solchen Situationen ist es ein sehr großes Erfolgserlebnis, wenn der Hund ohne Sprache auf den Besuchten hört!

Die Dauer der einzelnen Übungen kann nicht vorgegeben werden. Sie kann je nach der Ausprägung der Erkrankung sehr variabel ausfallen, daher wurde auf Zeitangaben verzichtet.

Bitte wiederholen Sie diese Übungen nicht endlos, damit der Hund Freude daran behält und auch zukünftig ein motivierter Partner in den Einsätzen bleibt. Drei bis sechs Wiederholungen sind in der Regel ausreichend.

Warum verschiedene Aktivitäten mit dem Hund?

Zoutewelle hat in ihrem Beschäftigungsbuch für an Demenz erkrankte Personen eine schöne Aufstellung zu guten Beschäftigungsmöglichkeiten erstellt:

Der Zweck von Aktivitäten ist:

- Kontakt herstellen und Aufmerksamkeit schenken
- Eine angenehme Zeit mit jemandem verbringen
- Die Identität einer Person stärken und bewahren
- Jemanden animieren, seine vorhandenen Fähigkeiten zu nutzen
- Ein Gefühl von Heimat und Normalität entwickeln

Die Merkmale einer guten Aktivität sind:

- Sie ist für die Person gedacht
- Sie ist einfach
- Sie macht allen Seiten Spaß
- Die Aktivität entspricht dem Status, Alter und Geschlecht der Person
- Das Durchgeführte muss sinnvoll und nützlich sein
- Es darf kein Misserfolg sein *(vgl. 2011, S. 25 ff.)*

Ergänzend möchte ich das um Bolbys Gedanken zum Thema *(2008, 261)*:

- Hat das Ziel der Übung für den Besuchten eine Bedeutung? Damit sind nicht die primären Förderziele gemeint, sondern die Ziele, dass der Hund entweder Spielzeug oder Leckerli bekommt. Wenn der Besuchte die Übung als Unsinn empfindet, führt sie auch nicht zu den gewünschten primären Förderzielen und sollte daher nicht durchgeführt werden.

- Wird die Übung verstanden? Kann diese Übung also kognitiv umgesetzt werden? Wenn nicht, sollte zur Vermeidung von Frustration darauf verzichtet werden.

Es ist empfehlenswert, sich diese Punkte vor einem Einsatz genau zu überlegen und auch nach dem Einsatz zu evaluieren, ob alles stimmig war oder zukünftig doch noch einige Abläufe oder Ideen angepasst werden müssen.

Die ganzheitliche Förderung in der Tiergestützten Intervention

Auch wenn es auf den ersten Blick so wirkt, als hätte der Hund hier im Einsatz viel zu tun, das hat er in der Regel nicht (und das ist gut so).

Aufgrund der besonderen Anforderungen an die Kommunikation der besuchten Personen nimmt die gemeinsame „Vorbereitung“ einer Idee in der Regel viel Zeit in Anspruch. Zudem ist es mir immer sehr wichtig, ganzheitlich zu fördern. Das heißt, das Material wird in die Hände genommen, ertastet, vielleicht auch gerochen, wenn es sich anbietet, ich erfrage Farben, Gerüche und wie es sich anfühlt. Teilweise kann man auch erfragen, was der ursprüngliche Zweck des mitgebrachten Materials gewesen ist, bevor man es mit dem Hund nutzte. Allein mit diesen Fragen regen wir so viele Prozesse in den Besuchten an! Es würde mich sehr freuen, wenn Sie diese regelmäßig in die Interventionen mit einbauen und den Besuchten den Raum und die Zeit für diese ganzheitlichen Erkundungstouren geben. Folgend habe nicht bei jeder Idee immer darauf verwiesen, alles zu erfragen. Und was macht der Hund während dieser Zeit? Natürlich entspannt auf einer seiner Decken sein oder bei uns Menschen liegen und abwarten, bis er dran ist.

Aufbau der folgenden Übungen

Die folgenden Beispiele sind ab S. 117 immer nach dem gleichen Schema aufgebaut:

Material aus dem Fachhandel: *Zählt das benötigte, käufliche Material auf.*
Selfmade: *Zeigt Alternativen zum Selberbauen.*
Besuchsverlauf: *Ausführliche Beschreibung der Übung.*
Variation: *Leichte Abwandlung des Beispiels.*
***Schwerpunktmäßige Förderung** der Bewohner bei dieser Übung (auch für die Dokumentation).*
Demenzinfo: *Erklärt kurz, auf was bei an Demenz erkrankten Personen bei dieser Übung zu achten ist.*
Diese Übung ist auch ohne Hund durchführbar, so kann man dem Hund eine Pause geben, wenn diese notwendig ist oder auch einen Hundebezug in der Interaktion herstellen, wenn der Hund mal nicht mitkommen kann.

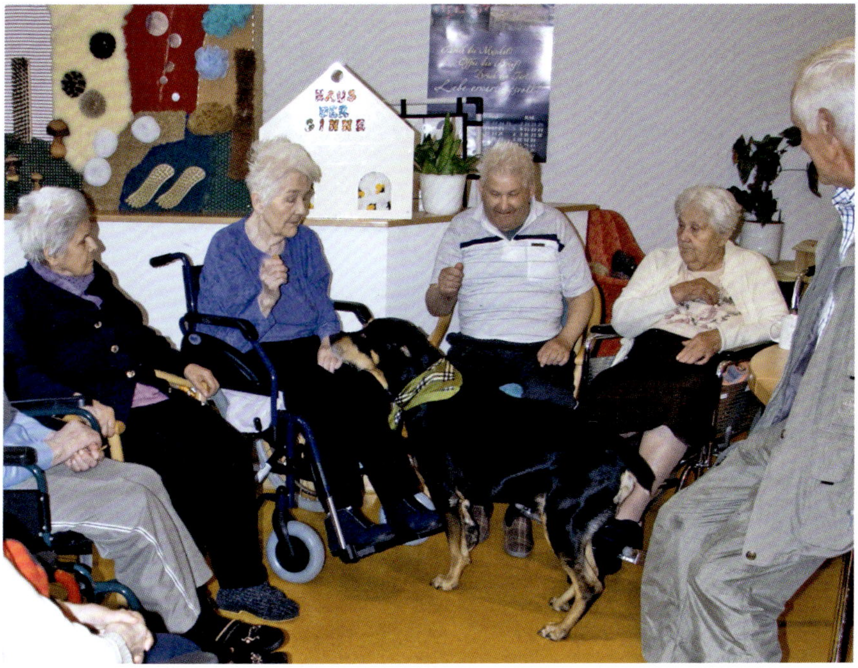

Suchen von versteckten Leckerlis in der Hand oder unter dem Fuß.

Suche eines im Raum versteckten Spielzeuges.

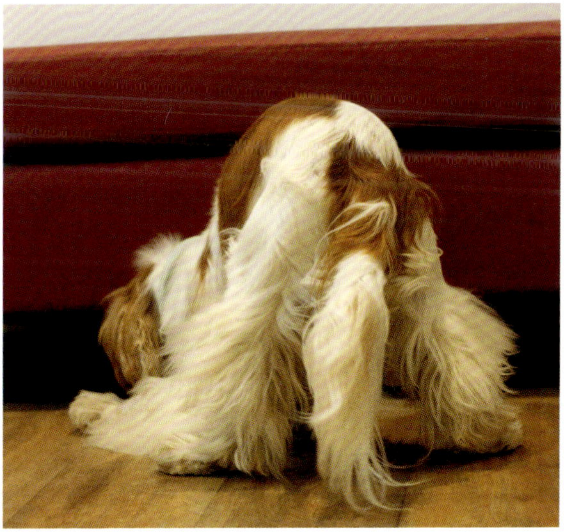

Besuchsablauf, Einstiegs- und Abschiedsrituale

Um einen verlässlichen und wiedererkennbaren Ablauf für die Besuche zu schaffen, empfiehlt es sich, von Anfang an einen festen Besuchsablauf mit Einstiegsritual schaffen:

Einstiegsphase mit freier Interaktion

Der Besuch kann durch einen gleichbleibenden Einstiegssatz wie „Guten Tag, hier kommt Hundebesuch!" begonnen werden. Danach sollten der Hund und sein Mensch jeden Teilnehmer persönlich begrüßen, um so auch die volle Aufmerksamkeit zu bekommen (Methode des therapeutischen Tischbesuches, siehe S. 94). Ist der Hund für die Begrüßungen nicht so offen, kann er während der Begrüßung bereits auf seiner Arbeits- oder Ruhedecke warten. Diese kann in einem ruhigen Bereich des Raumes platziert sein und idealerweise dabei so liegen, dass alle Besuchten den Hund sehen können, um mitzubekommen, dass auch der Hund und nicht nur Sie als Mensch da sind. Damit vermeiden wir ein Erschrecken durch den „plötzlich" anwesenden Hund. Den Besuchten sowie dem Hund sollte nach der Begrüßung Zeit zum „Beschnuppern" gelassen werden. Der freilaufende Hund hat hier ohne Lenkung durch seinen Menschen die Möglichkeit, die Räumlichkeit und die Menschen kennenzulernen und sich auf die Situation einzustellen.

Der Besuchte kann in dieser Besuchsphase einfach nur für den Hund da sein, ihn beobachten, streicheln oder auch mit seinem Menschen ein Gespräch über den Hund anfangen. Dieser kann in der Zeit die Situation beobachten und die Tagesform der Besuchten feststellen. Achtung bei Besuchen in Einrichtungen des Gesundheitswesens: Bitte vor dem Freilauf des Hundes nachsehen, ob keine Tabletten am Boden liegen. Blutdrucksenker und Co. machen sich nicht so gut im Hundemagen!

Dauer: Diese Phase sollte nicht länger als zehn Minuten dauern.

Förderungsphase mit gelenkter Interaktion

In der Förderungsphase geht es um eine gelenkte Interaktion mit Zielen, wie sie die nachfolgenden Beispiele darstellen. Davor könnte man als einleitendes festes Ritual gemeinsam mit den Besuchten Wasser für den Hund bereitgestellt werden, das lässt sich gut über Fragen wie: „Ob der Hund Durst hat? Wo finde ich eine Schüssel? Wo ist Wasser? Wo wollen wir den Napf hinstellen?" gestalten.

Ein wichtiger Hinweis zu den Ideen: Es geht in dieser Besuchsphase nicht darum, möglichst viele Ideen in die wenige Zeit zu packen. Wir sind kein Zirkus! Es reicht gerade bei unserer Zielgruppe in der Regel eine Idee für einen Besuch. An Demenz erkrankte Personen haben eine Konzentrationsspanne von etwa 20 Minuten, dann benötigt das Gehirn wieder eine Pause. Also sollten wir keine Belustigungsshow abspulen, sondern unsere Ideen mit dem Hund bedacht und individuell auswählen, damit alle Beteiligten effektiv etwas davon haben und wir auch unseren Hund nicht für eine Vorführung instrumentalisieren. Meine Hündin kannte die Abläufe recht schnell, nach der Einstiegsphase hat sie sich in der Regel nach einem kurzen Umherstromern im Raum an den Rand der Gruppe gelegt und gedöst, bis sie dran war. Sie konnte dabei meistens ziemlich gut beobachtet werden und ich konnte mit meiner Kleingruppe oder Einzelperson in Ruhe die Idee vorbereiten und das Material ganzheitlich erfahren lassen, bis Suri nach etwa 10 Minuten Vorbereitung endlich mal für meistens nur eine recht kurze Phase an der Idee aktiv werden konnte.

Dauer: Je nach Übung und Gruppe etwa zehn bis zwanzig Minuten (beim Durchführen von einer Interaktionsidee mit dem Hund).

Ausstiegsphase mit ritualisiertem Abschied

Freie Interaktion zum „Abschiedskuscheln", wenn der Hund es ohne Leine gerne zulässt, oder Erkundungszeit des Raumes für den Hund, alternativ kann der Hund auch wieder auf einer seiner Decken warten. Währenddessen/danach kann das vorher eventuell benötigte Material der Übung weggeräumt, die Besuchsliste geführt und das Wasser weggeräumt werden.

Als festes Ritual kann dann noch der nächste Besuchstermin bekannt gegeben werden, der Hund wird angeleint. Nach der Verabschiedung verlassen Hund und Mensch den Raum. Für den Hund ist es hilfreich, dass auch er ein Zeichen hat, woran er erkennt, dass jetzt Feierabend ist. Das kann über das ritualisierte Anleinen mit der „Freizeitleine“ oder zum Beispiel über das Ausziehen der Einsatzkleidung erfolgen. Auch ein Satz wie etwa „Jetzt ist Schluss“ kann für den Hund ein Signal sein, wenn nach diesem Satz wirklich immer konsequent die Einrichtung verlassen wird und für den Hund damit dann Freizeit verknüpft ist.

Dauer: Etwa fünf Minuten.

Dieses Besuchsablaufsbeispiel ist für Gruppenbesuche gedacht. Es hat sich hier bewährt, dass die Personen im Halbkreis sitzen – so haben alle einen idealen Blick auf das Geschehen (siehe S. 69). Bei Einzelbesuchen sind die Besuchsphasen entsprechend der zur Verfügung stehenden Zeit zu verkürzen.

Versteckspiele

Utensilien zum Verstecken, Spielzeug, Leckerli, Alltagsgegenstände wie Schlüsselbund, Taschentuch etc. (wenn der Hund es kennt, diese zu suchen).

Selbstgenähte Utensilien zum Suchen (zum Beispiel nach Themen wie Farbe, Obst, Tiere etc. gestaltet).

- *Die Besuchten sitzen im Halbkreis. Alle, die möchten, können ein Leckerli (oder einen anderen Gegenstand zum Suchen) in ihrer zur Faust geballten Hand oder unter dem Schuh verstecken, der Hund liegt idealerweise außer Sichtweite der Personen (damit er nicht mitbekommt, wo die Verstecke sind).*
- *Die Personen bekommen die Anweisung, den Hund ohne Hilfe (diese Regel wird aber meistens ignoriert, was auch in Ordnung ist) die Leckerlis suchen zu lassen und die Hand zu öffnen beziehungsweise den Fuß beiseite zu nehmen, wenn der Hund daran schnuppert.*
- *Auf ein Zeichen eines Besuchten hin darf der Hund mit viel Anfeuerung aller die Leckerlis suchen.*

Variation 1:

Die nächste Stufe beim Verstecken wären von den Besuchten ausgewählte Verstecke im Besuchsraum. Dabei sollen sie sich die Verstecke merken und sagen, wenn der Hund alles gefunden hat. Wenn der Hund nicht alles findet, darf ihm natürlich geholfen werden!

Variation 2:

Im Sommer eignet sich der Terrassen-/Gartenbereich sehr schön für Versteckspiele.

Feinmotorik, bei den Varianten Gedächtnistraining

Es empfiehlt sich beim ersten Mal direkt neben dem Besuchten zu bleiben, um bei Bedarf unterstützend einzugreifen, wenn die Person den Handlungsablauf vergessen sollte. Falls die Person das Leckerli essen möchte, sollte auf den Hund hingewiesen werden, der es bekommen soll. Gegebenenfalls kann etwas Obst oder ein Keks zum Tausch gegen das Hundeleckerli angeboten werden. Bei Unruhe kann sanft die Faust umschlossen werden, bis der Hund ankommt. Übungen mit mehreren Leckerlis sollten langsam ausprobiert werden, oft ist hier die Merkfähigkeit nicht mehr gegeben und darf auch nicht erzwungen werden, da die Personen aufgrund der Demenz in ihrem Kurzzeitgedächtnis voranschreitend eingeschränkt sind.

Bringspiele und Leckerlisack, Ball

Ball, Dummy, Kuscheltiere, Hundefrisbee, Körbchen etc.

Selbstgenähte Utensilien zum Suchen (zum Beispiel nach Themen wie Farbe, Obst, Tiere etc. gestaltet).

- *Apportierspiel, die Bewohner werfen ein Spielzeug weg. Davor sollte das Spielzeug berührt und erfühlt werden. Ist es hart? Welche Farbe hat es?*
- *Der neben dem Werfenden oder auf der Arbeitsdecke wartende Hund darf auf ein Signal des Werfenden hin den Gegenstand zurückholen und in die Hand geben oder einen Korb / auf die Erde werfen (je nachdem, wie es trainiert wurde).*
- *Apportiert der Hund zu der werfenden Person zurück, reicht diese das Spielzeug an den Nächsten im Kreis weiter, bringt der Hund das Spielzeug nicht personengebunden zurück, so bestimmt er damit selbst, in welcher Reihenfolge wer dran ist.*
- *Eine höhere Aktivierung wird erreicht, wenn unterschiedliche Spielzeuge aus verschiedenen Materialien mit unterschiedlichen Formen, Größen und Farben zur Verfügung stehen. Ein apportierfreudiger Hund kann diese in einem kleinen Körbchen selbst mit zum Treffen bringen.*

V

Variation 1:

Bei der Verwendung eines befüllbaren Futterdummys kann der Hund nach dem Zurückbringen noch ein Leckerli aus dem Dummy bekommen. Das Öffnen des Dummys erfordert eine gute Feinmotorik sowie Handlungsplanung.

Variation 2:

Ein Körbchen kann bei einem apportierfreudigen Hund mit typischen Gegenständen aus dem früheren Arbeitsalltag der Besuchten befüllt werden (Kochlöffel, Bürste, Hammer, Socke). Der Hund apportiert diese dann zu den Personen. Die Gegenstände sollen benannt und Gespräche über die frühere Verwendung dieser begonnen werden. Hierbei auf für den Hund gut zu apportierende Gegenstände achten. (vgl. Otterstedt 2007, 403)

Mobilisation der oberen Extremität, Koordination, Kraftdosierung.

Diese Übung ist auch für an Demenz erkrankte Personen noch lange möglich, da das klassische Ballspiel mit dem Werfen im frühen Langzeitgedächtnis, nämlich der Kindheit, gespeichert ist. Wenn es bei der Kraftdosierung zu Problemen kommt, kann die richtige Ausführung gezeigt oder die Bewegung des Besuchten durch eine leichte Armführung unterstützt werden. Stehen mehrere Spielzeuge zur Auswahl, sollte eines vorgeschlagen werden, da Erkrankte diese Entscheidung oft nicht mehr fällen können.

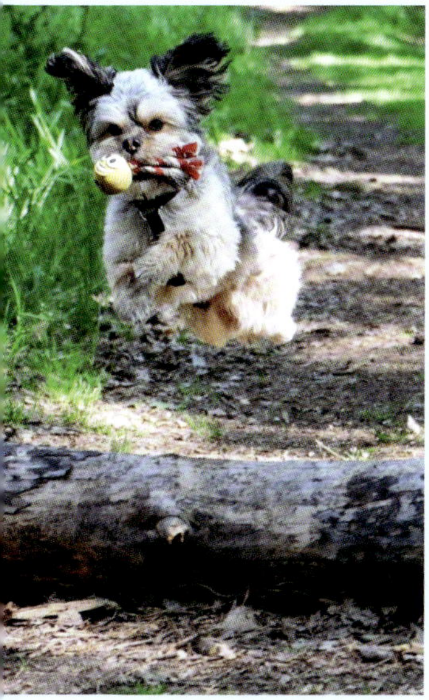

In kleine gemeinsame Spaziergänge sind Apportierübungen auch sehr gut zu integrieren.

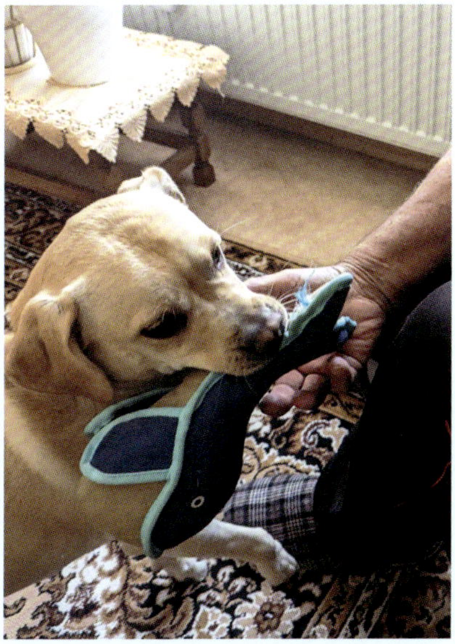

Ob das Spielzeug in die Hand oder auf dem Boden abgelegt werden soll, sollte gut bedacht werden – in die Hand geben baut Nähe auf, auf den Boden legen kann Besuchten helfen, die Speichel an den Händen unhygienisch finden.

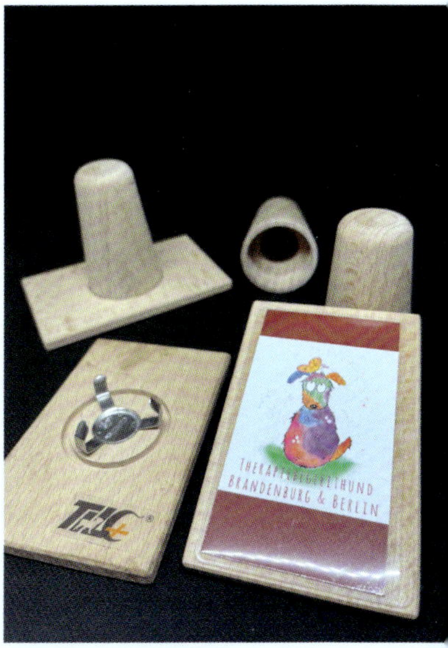

Diese Apportel bieten die Möglichkeit, an der Unterfläche ein Bild oder eine Aufgabe einzuschieben.

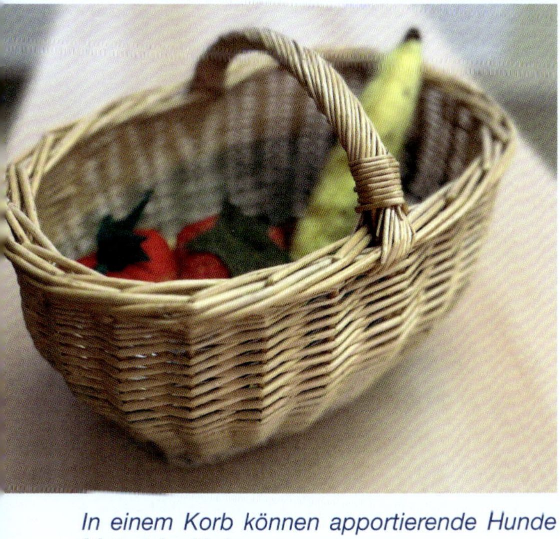

In einem Korb können apportierende Hunde Material mitbringen.

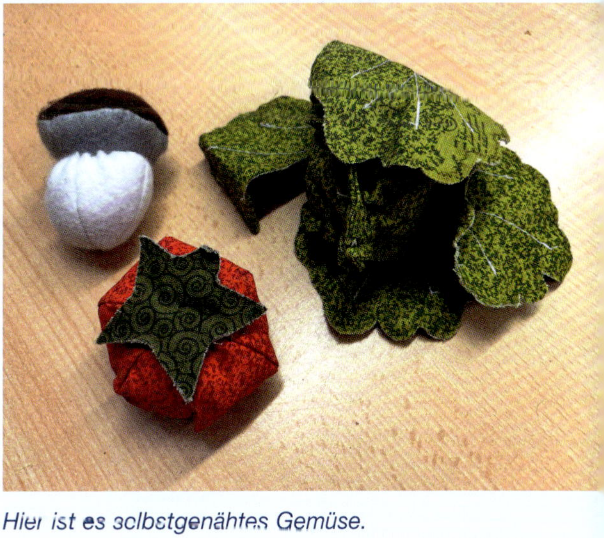

Hier ist es selbstgenähtes Gemüse.

Leckerlispender

	Diverse Artikel aus dem Fachhandel, in denen Leckerlis versteckt werden können. Es gibt zum Beispiel Bälle mit verstellbaren Größenöffnungen oder Zahnpflegeknochen aus Gummi, an deren Enden Leckerlis versteckt werden können.
	In eine Plastikflasche können Löcher gemacht werden, die Leckerlis werden von den Besuchten durch den Flaschenhals in die Flasche verbracht. Der Hund bekommt diese dann durch das Umherschieben der Flasche auf dem Boden wieder heraus. Eine weitere Möglichkeit ist die Papprolle von Küchentüchern, mit Leckerlis befüllt und an den Enden zusammengedrückt. Oder eine Verpackung von Stapelchips, in die man Löcher schneidet, befüllt wird über den Deckel. Auch ein „Tennisball", aber extra für Hunde, kann an einer Seite aufgeschnitten werden, sodass Leckerlis herausfallen können.
	• *Umherreichen des Spielzeuges, erfragen, was damit gemacht werden kann.* • *Erklärung, was mit dem Spielzeug gemacht wird und wie die Leckerlis versteckt werden müssen.* • *Abwechselndes Befüllen des Spielzeuges durch die Besuchten und dem Hund zum Suchen geben lassen, dabei kann der Hund natürlich gerne angefeuert werden.*
V	–
	Feinmotorik, Auge-Hand-Koordination, Hand-Hand-Koordination.
	Die einzelnen Handlungsschritte sollten dem Besuchten nacheinander erklärt werden, immer jeweils dann, wenn sie an der Reihe sind. Hintergrund ist hier das Krankheitsbild der Demenz, was dazu führt, dass lange Handlungsabläufe nicht mehr im Kurzzeitgedächtnis bleiben. Einzelne Handlungsabläufe können jedoch bis zu einem gewissen Fortschreiten der Demenz noch gut verarbeitet werden und führen so für den Besuchten zu Erfolgserlebnissen.
	Bei fitten Besuchten können die Materialien zum selber Herstellen mit diesen gemeinsam vorbereitet und darauf verwiesen werden, dass diese das nächste Mal gemeinsam mit dem Hund ausprobiert werden.

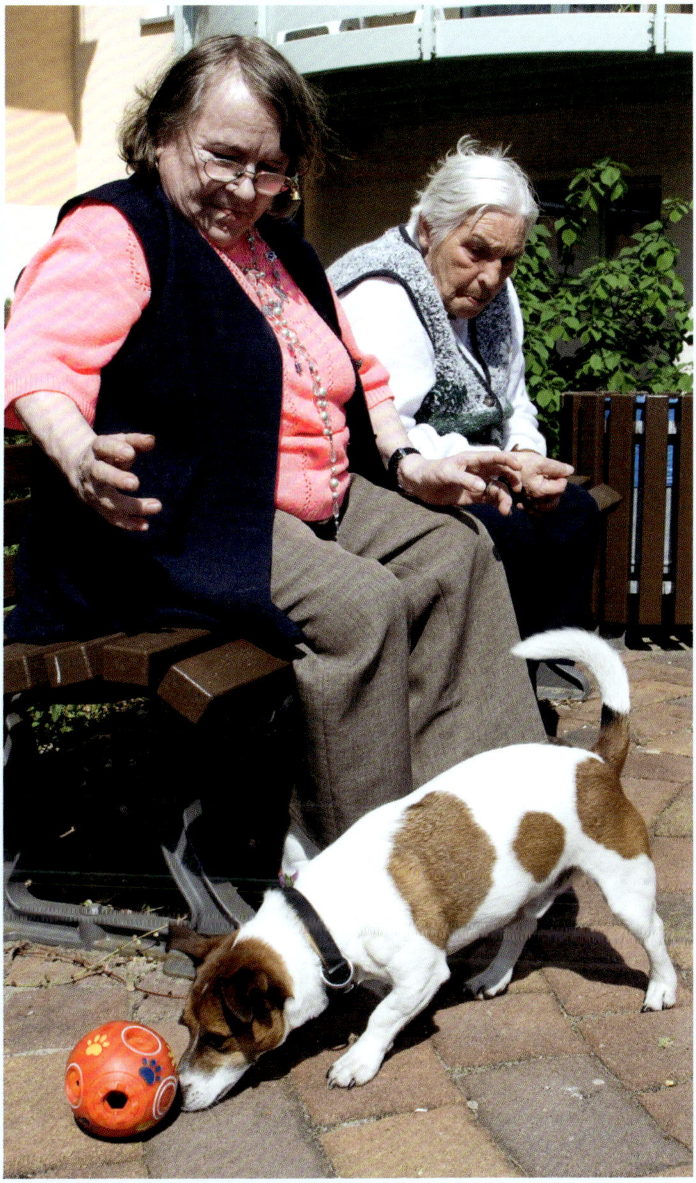

Leckerlis aus dem Snackball.

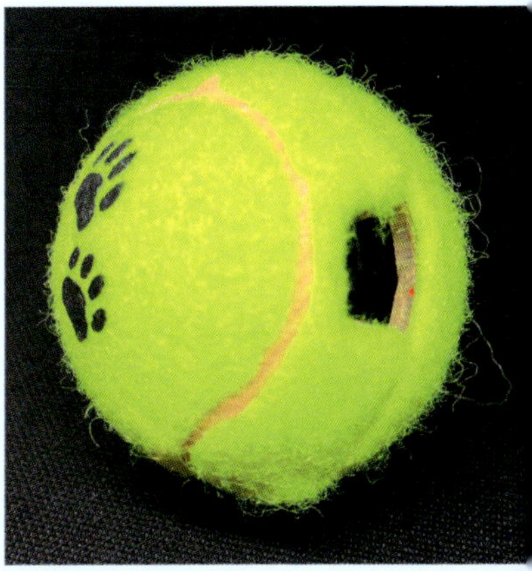

Ein eingeschnittener Tennisball speziell für Hunde kann auch als Snackball umgestaltet werden.

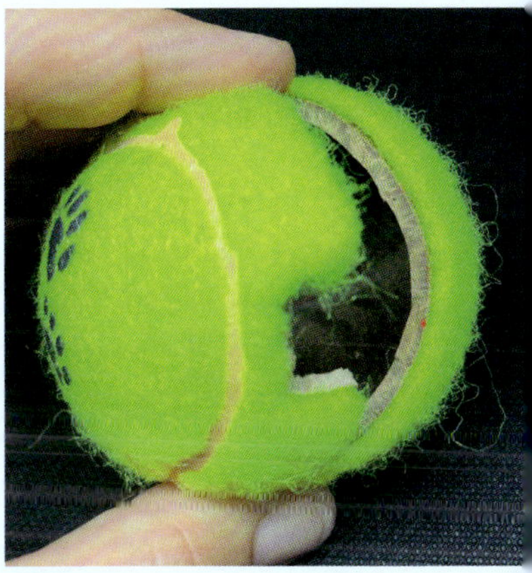

Wird der Ball etwas weiter aufgeschnitten, kann er zur feinmotorischen Übung auch als Leckerlispender genutzt werden, indem die Besuchten die Leckerlis dort herausnehmen sollen.

Seil und Reifen

	Springseil, Reifen
	Lange Hundeleine, die beim Besuch gleich als Führleine genutzt werden kann.
	• *Zeigen von Leine oder Reifen, erfühlen lassen, fragen was damit gemacht werden kann.* • *Seil oder Reifen von zwei Personen festhalten lassen. Dabei muss die Höhe zum Untergrund und physiologischen Ressourcen des Hundes passen.* • *Die Höhe kann bei den einzelnen Durchläufen variiert werden. Vorsicht: immer den oft glatten und harten Boden in den Einrichtungen berücksichtigen, damit der Hund sich nicht verletzt! Oft sind es dann nur noch „Sprunghöhen“ von 10 bis 20 Zentimeter, über welche die Hunde eher hinüberlaufen als „springen“.* • *Als Abschluss der Übung können die Besuchten nach ihren Kindheitserlebnissen mit Hula-Hoop-Reifen, Springseil und anderen Spielzeugen gefragt werden.*
V	*Auch Poolnudeln eignen sich gut zum Herüberspringen, sie sind schön weich und können mit einem Verbindungsstück auch zu einem Reifen verbunden werden.*
	Mobilisation, Kraftdosierung, taktile Stimulation.
	Diese Übung ist lange durchführbar und bereitet den Besuchten viel Spaß, da sie hier selber aktiv sein können. Ist das Verständnis nicht mehr gegeben, kann die Übung mit leichter Unterstützung (Handführung) meistens auch noch gut und mit viel Freude durchgeführt werden.

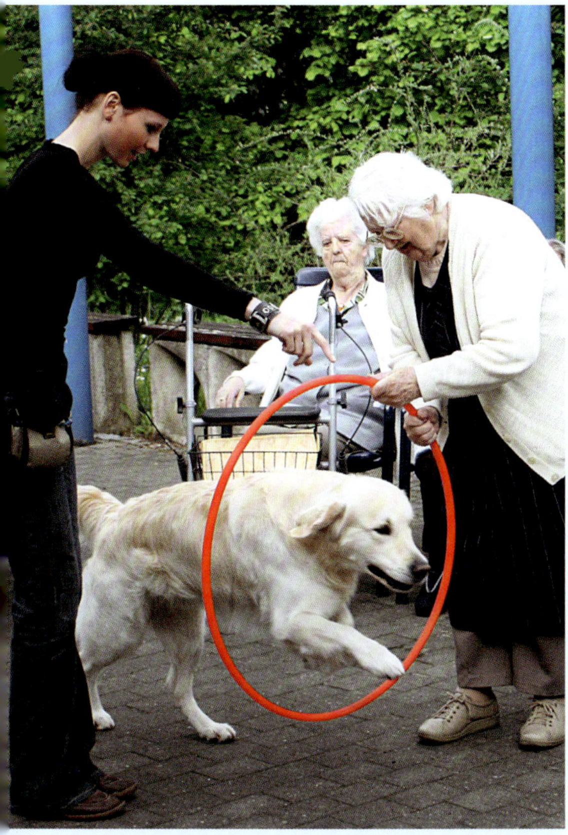

Arbeit mit dem Reifen. Draußen auf rutschfestem Untergrund ist diese Höhe geeignet, drinnen müsste man diese den Bodenverhältnissen anpassen.

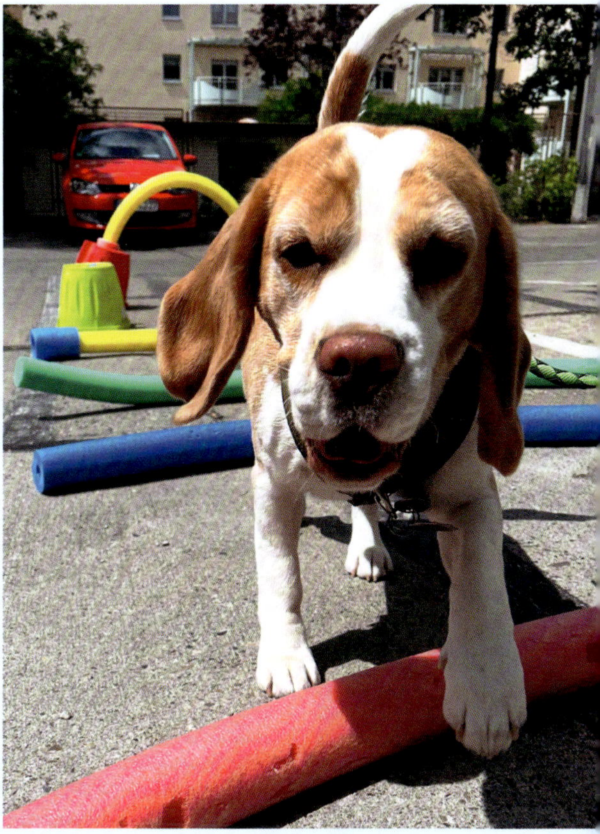

Poolnudeln regen zum Befühlen, Sprechen über Farben und einfach Herüberlaufen des Hundes an.

Tunnel

Agilitytunnel

Auf die Hundegröße angepasste Kartons zum Durchlaufen oder Pop-Up-Laubgartensäcke für kleine und mittlere Hunde.

- *Den verpackten Tunnel herumreichen, erfragen, was es sein könnte.*
- *Tunnel auspacken und den Hund an einem Ende sitzen oder liegen lassen, das andere Ende zeigt auf einen Besuchten.*
- *Auf ein Zeichen dieser Person hin darf der Hund durch den Tunnel laufen und setzt sich dann vor die Person hin, um sein Leckerli oder Spielzeug zu bekommen.*
- *Danach wird der Tunnel zur nächsten Person gedreht.*

V

Variation 1:

Unter dem Tunnel können auch Personen „versteckt" werden, diese kann der Hund dann suchen. Hierfür darf der Hund nicht zu stürmisch sein und die Person muss einen solchen engen Kontakt zum Hund auch mögen.

Variation 2:

Für ein Einzel- oder Gruppentraining kann bei schönem Wetter im Außenbereich ein kleiner Hundeparcours aufgebaut werden. Hier führt ein Besuchter den Hund durch verschiedene, eventuell von anderen Besuchten gehaltene Hindernisse wie Seil, Reifen und Tunnel. Die einzelnen Elemente sollten den Personen in vorherigen Besuchen vorgestellt worden und dem Hund gut bekannt sein, sodass er diese ohne Leine gerne abläuft.

Merkfähigkeit, Auffassungsvermögen, taktile Stimulation, Mobilisation.

Eventuell wird Unterstützung im Ablauf nötig, bei Bedarf auf jeden Handlungsschritt einzeln hinweisen.

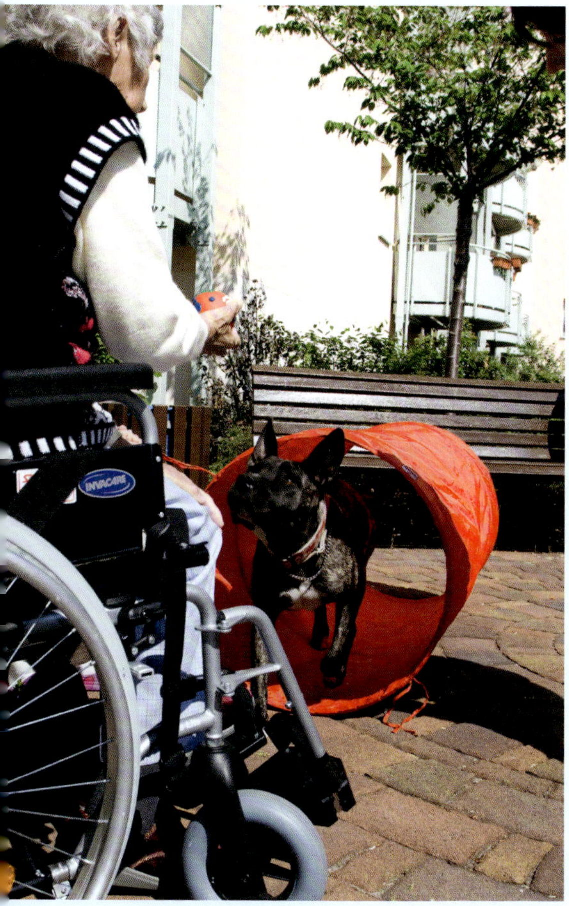

Übung mit dem Tunnel.

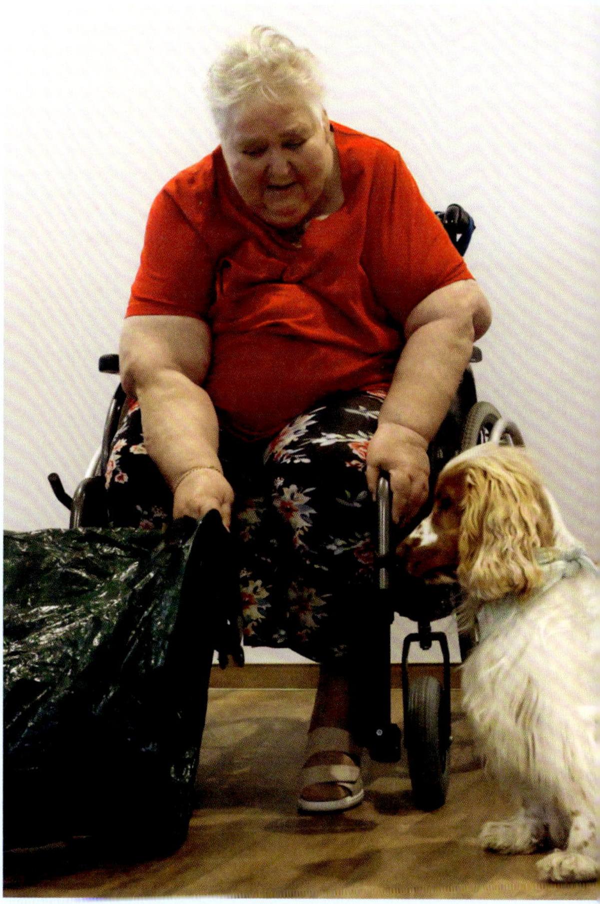

Ein Laubsack zum Durchlaufen.

Laufband

	Ein langes Stück Stoff, es könnte eine Decke oder Handtuch sein, Leckerli oder Spielzeug.
	Kreative nähen sich selber eine lange Stoffbahn, diese könnte auch mit Meterangaben bestickt sein.
	• *Der Hund wartet auf seiner Arbeitsdecke, während die Stoffbahn in der ganzen Länge vor dem Besuchten ausgebreitet wird.* • *Auf das Ende der Bahn wird ein Leckerli oder Spielzeug für den Hund platziert.* • *Der Besuchte zieht den Stoff jetzt mit seinen Füßen zu sich heran, sodass er dann am Ende das Leckerli hochnehmen (sich hochgeben lassen) kann.* • *Der Hund bekommt das Leckerli.*
V	*Wie wäre es mit einem kleinen Wettkampf, in dem mehrere Besuchte gegeneinander antreten?*
	Mobilisation des Unterkörpers.
	Eventuell weiß der Besuchte anfangs nicht, was Sie von ihm möchten, lassen Sie die Übung jemanden vorführen, der diese noch selbstständig erfasst und durchführt. Wenn dieses Vorführen auch nicht hilft, setzen Sie sich neben die Person und machen es mit Ihren Füßen vor. Hilft das auch nicht, unterstützen Sie die Füße sanft bei den ersten Bewegungen.
	Diese Übung eignet sich auch ohne Hund wunderbar zur Aktivierung des Unterkörpers.

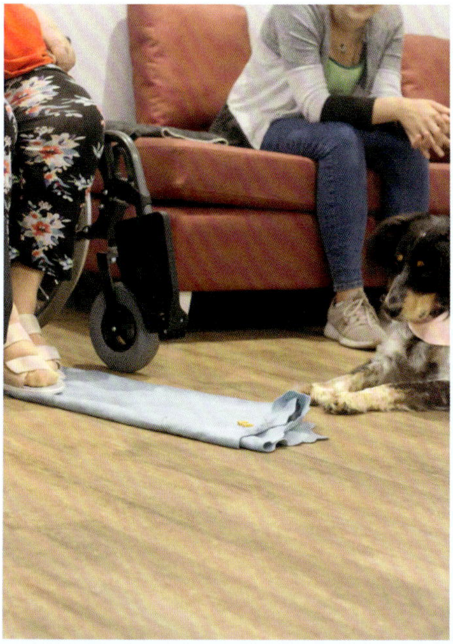

Das Leckerli wird mit den Füßen herangezogen.

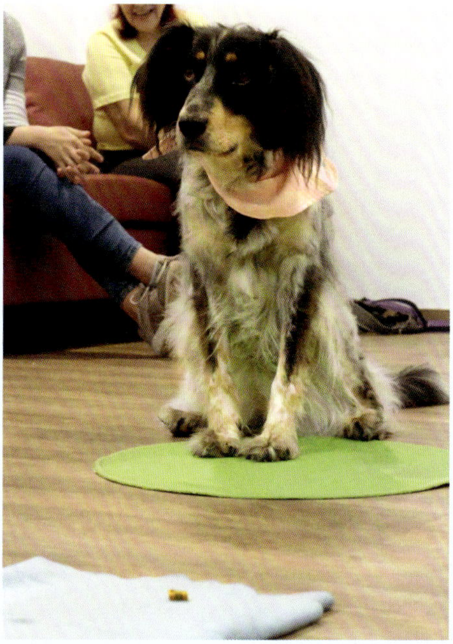

„Beeile Dich!“

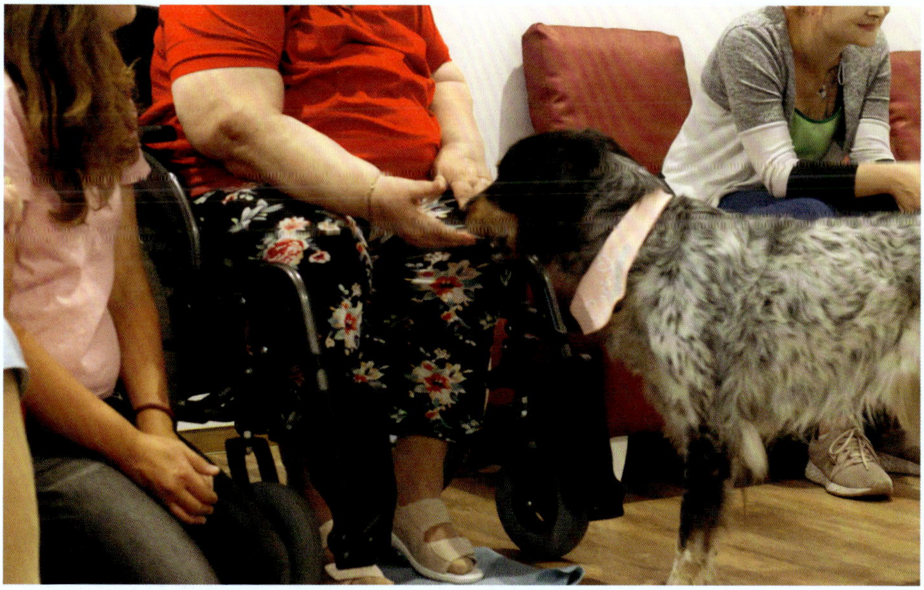

„Na endlich“ – das Leckerli wird aufgehoben und an Suri verfüttert.

Würfeln

	Würfel in angemessener Größe zum Hund: Einstecktaschenwürfel, Würfel aus Schaumstoff, etc.
	Aus Kosmetiktuchpappboxen in Würfelform kann man selber individuelle Würfel erschaffen.
	• *Der Würfel wird gezeigt und mit allen Sinnen erforscht.* • *Die Aufgabe wird benannt (je nach Würfel, können es Farben, Gefühle, Zahlen oder bei Einstecktaschenwürfel alle möglichen sonstigen Themen wie etwa Sprichworte oder typische Alltagssituationen von früher sein), nämlich, dass das Thema der erwürfelten Seite besprochen werden soll.* • *Der Hund würfelt. (Das kann jeder Hund lernen, indem man anfangs ein Leckerli unter den Würfel legt. Wenn dieser dann auf einem Stuhl liegt, „würfelt" der Hund automatisch mit der Nase, wenn er den Würfel beiseite schiebt.)* • *Die erwürfelte Seite wird besprochen. (Bei Farben könnte man z. B. nach etwas fragen, was die Farbe hat.)* • *Es wird erneut gewürfelt. Mehr als sechs Durchläufe, sollten es zum Schutz des Hundes aber nicht werden, natürlich dürfen dann die Besuchten auch gerne übernehmen!*
V	*Lassen Sie bei fitten Besuchten mit zwei Würfeln würfeln und zu den abgebildeten Bildern Geschichten erfinden.*
	Aktivierung des Oberkörpers, Kommunikation, Biografiearbeit (bei entsprechenden Bildern am Würfel), Blickfixation, visuelle und auditive Stimulation.
	Achten Sie bei der Farbwahl auf einen guten Kontrast zwischen dem Würfel und der Fläche, auf der gewürfelt werden soll. Ein gelber Würfel kann auf einem beigen Boden von älteren Menschen nur noch sehr schlecht bis gar nicht mehr wahrgenommen werden. Unterstützen Sie Tätigkeit des Würfelns, wenn nötig.
	Den Würfel können Sie auch jederzeit ohne Hund bei den Besuchen benutzen. Auch das Wissen des „Würfelns" ist eine Erfahrung aus der frühen Kindheit und machten den Besuchten in der Regel sehr viel Spaß. Oft haben Senioreneinrichtungen eigene Einstecktaschenwürfel, welche Sie sich bestimmt für Ihren Einsatz ausleihen dürfen. Wenn Sie den Würfel danach mit Flächendesinfektion desinfizieren, sollte eine Ausleihe eigentlich kein Problem sein. Fragen Sie einfach mal nach! Ein Bezug zum Hund kann hier über eingesteckte typische Hunderassen von früher oder Hundeutensilien hergestellt werden.

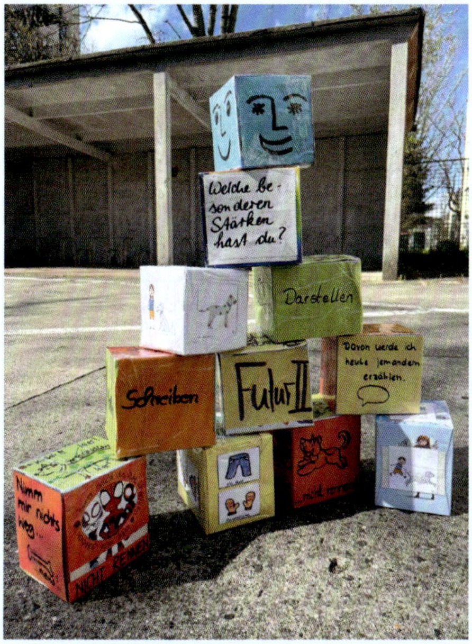
Welche be-
sonderen
Stärken
hast du?
Darstellen
Davon werde ich heute jemandem erzählen.
Schreiben
Futur II
Nimm mir nichts weg...

Selbstgestalte Würfel aus Kosmetiktuchverpackungen einer Weiterbildungsgruppe.

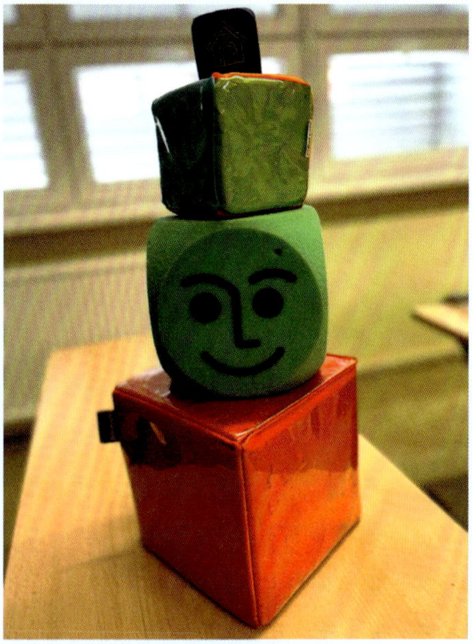

Eine Auswahl verschiedener Würfel.

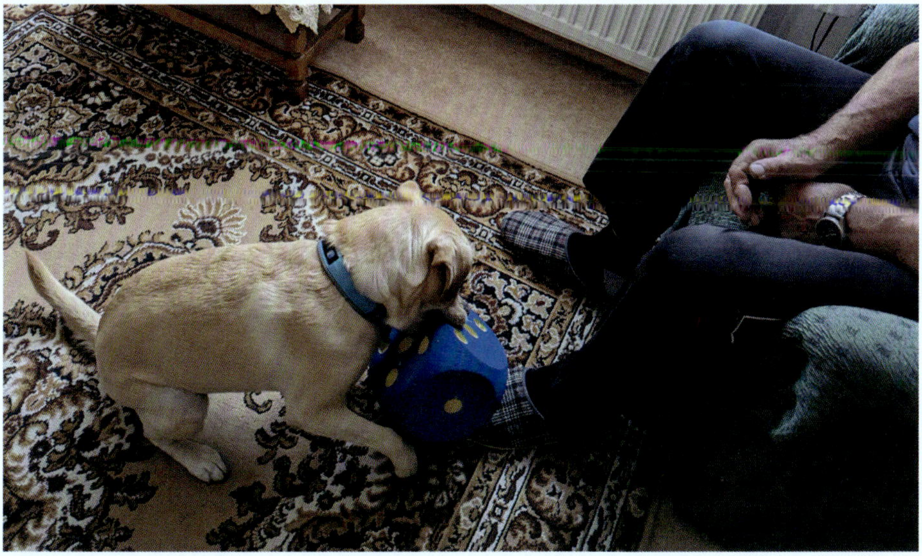

Manche Hunde würfeln mit den Pfoten, der Nase oder werfen den Würfel über Hineinbeißen umher- in diesem Fall müssen besonders stabile Würfel ausgewählt werden.

Überraschungskiste

	Dekorative Kiste gefüllt mit großen Papierkugeln oder Korken aus dem Bastelbedarf.
	Verpackungskiste wie zum Beispiel ein Schuh- oder Windelkarton, selbst verziert und gefüllt mit zusammengeknüllten zerrissenem Papier (ohne Druckerschwärze), Stoffresten, Blättern, Eicheln etc.
	• *Zeigen der Kiste, eventuell erfühlen und Dekor beschreiben lassen. Erfragen, was damit gemacht werden kann.* • *Ein Leckerli von einem Besuchten ganz tief unten in der Kiste verstecken lassen (für die Füllung der Kiste nur für den Hund unschädliche Materialien verwenden).* • *Kiste auf den Boden stellen und den Hund auf Signal das Leckerli suchen lassen.*
V	*Die Kiste kann nach Themen befüllt werden. Aufgabe ist hier, dass jetzt der Besuchte die Gegenstände in der Kiste durch Ansehen, Riechen und Erfühlen erkennen soll. Ein Gegenstand in der Kiste passt jedoch nicht unter das Motto und ist für den Hund, dieser muss auch erkannt werden.* *Themen können zum Beispiel der Herbst (Kastanie, Eichel, Blätter, Apfel, Zierkürbis), Hausfrau (Garn, frische Kräuter, Schwamm, Quirl, Knopf, Einmachglas), Handwerker (verschiedene Werkzeuge), Weihnachten (Tannenzapfen, Engel, Lametta, Weihnachtskugel aus Plastik, Nuss, Apfelsine) sein. Als Gegenstand für den Hund kann ein Spielzeug, Leckerli oder eine Bürste hinzugefügt werden. Ist dieser gefunden, sollte er danach auch mit dem Hund genutzt werden (Spielen oder Füttern).*
	Taktile und olfaktorische Fähigkeiten, Langzeitgedächtnis
	Eventuell ist leichte Unterstützung beim Verstecken notwendig.
	Die Variante kann auch wunderbar ohne Hund durchgeführt werden.

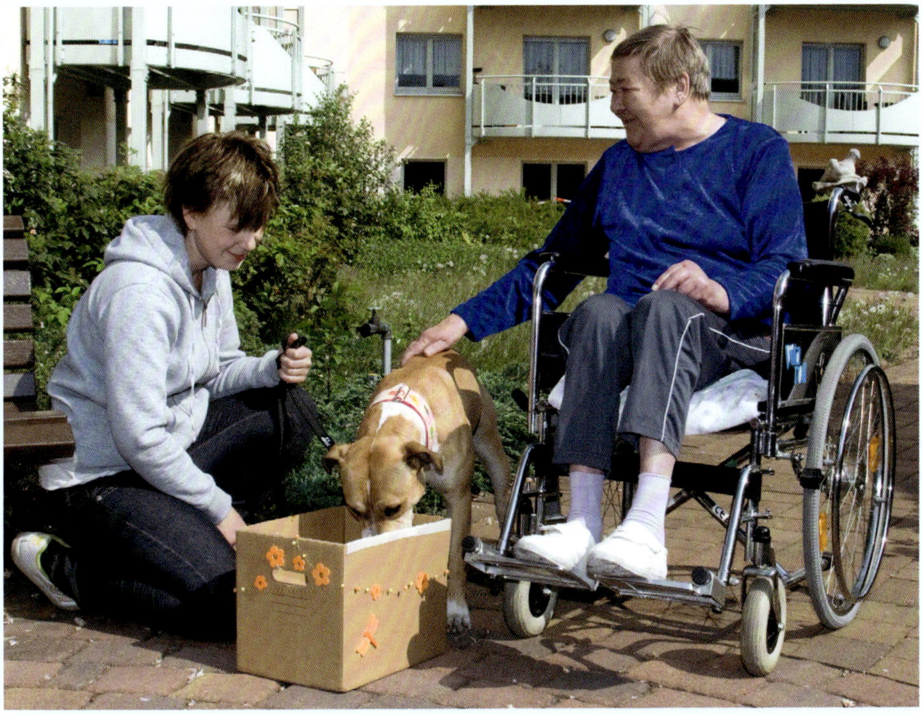

Suchen des Leckerlis in der Überraschungskiste.

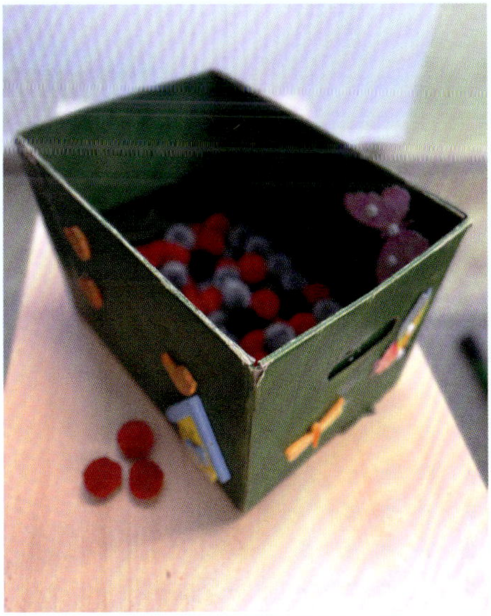

Hier eine andere Variante aus einer Windelkiste gefüllt mit Bommeln, welche einen Biografiebezug herstellen: „Woher kennen Sie das?“

Holzkonzentrationsspiele

Holzhütchenspiel (siehe Abbildung) oder Holzschiebespiel für Hunde. Wichtig ist hier, dass es mehrere Möglichkeiten gibt, ein Leckerli unter den Hütchen oder den verschiebbaren Platten zu verstecken. Je nach Spielart sind schon bunte oder naturbelassene Spiele im Handel erhältlich – bei noch unbehandelten Varianten sollten die Hüte oder Platten bunt angemalt oder mit geometrischen Formen markiert werden.

Mit etwas handwerklichem Geschick kann ein Hütchenspiel auch selbst hergestellt werden. Hier hat man in der Gestaltung freien Spielraum, die Größe der Grundplatte ist abhängig von der Größe des Hundes und der Vielzahl der verwendeten Hütchen. Die Hütchengröße sollte je nach Rasse gestaltet werden (bei kleineren Rassen wie Jack Russell Terriern etwa 4 cm Durchmesser und 8 cm Höhe, bei größeren Rassen wie etwa Retrievern 7 x 10 cm). Man kann auch in der Größe variieren, was wieder neue Beschäftigungsmöglichkeiten bringt.

Der Durchmesser der Hütchen wird dann mindestens 0,7 cm tief in der Grundplatte ausgestanzt, die Hütchen müssen ausgehöhlt werden. Schließlich die Hütchen mit gut unterscheidbaren Farben bemalen und ebenso wie die Grundplatte lackieren.

- *Zeigen des Spieles, der Hund wartet dabei.*
- *Erfragen, was man damit vielleicht machen kann, anfassen und das Material spüren lassen.*
- *Gemeinsamer Aufbau der Hütchen.*
- *Farben oder geometrische Form und Anzahl der entsprechend vorhandenen Hütchen beziehungsweise Platten erfragen.*
- *Leckerlis unter den Hütchen oder Platten verstecken lassen, hierbei verschiedene Aufgabenstellungen: Entweder ganz offen und die Besuchten einfach machen lassen, eine Anzahl der Leckerlis vorgeben oder auch auf eine Farbe beziehungsweise Form beschränken. Die Personen sollen sich merken, wo die Leckerlis versteckt sind.*
- *Spiel auf den Boden stellen (am besten durch den Besuchten) oder auf dem Schoß der Besuchten festhalten, danach den Hund suchen lassen. (Ideal ist es, wie zuvor schon öfters erwähnt, auf Aufforderung der Bewohner zum Beispiel den im Platz liegenden Hund durch „Nimm“ zu sich zum Suchen rufen.)*
- *Aufgabe an die Besuchten: Wann hat der Hund alles gefunden?*

V *Die Hütchen können auch für „Eins, zwei, drei“ (siehe S. 134) genutzt werden.*

Gedächtnis, Farberkennung, Raum-Lage-Wahrnehmung, Auge-Hand-Koordination, Feinmotorik.

Bei an Demenz erkrankten Personen muss man die Aufgabenstellung sehr flexibel verändern können. Hier unbedingt auf der einfachsten Ebene anfangen – erfühlen und Farben benennen lassen (hier wird teilweise schon Hilfe benötigt). Dann erst einmal nur Leckerlis reichen und einfach verstecken lassen – oft wird diese Aufgabe beim Tun schon wieder vergessen, dann gemeinsam verstecken (Hand helfend führen, das Verstecken aber möglichst selbstständig ausführen lassen). Die Grenzen immer weiter in kleinen Schritten austesten, teilweise ist auch noch das Verstecken unter bestimmten Farben möglich (eher selten), beim Merken der Hütchen sind die meisten Erkrankten überfordert. Bitte nicht diese Grenzen immer wieder aufzeigen, sondern die Fehler überspielen oder davon positiv ablenken. Sie möchten ja mit dem Hund Freude und Erfolgserlebnisse verschaffen! Daher gilt: Wenn einmal herausgefunden wurde, was möglich ist, es auch dabei belassen – auch wenn es „nur“ das geführte Verstecken ist – aber vielleicht ist das schon ein sehr großer Erfolg, weil der Bewohner sonst gar nicht mehr zu Aktivitäten zu motivieren ist. Und spätestens, wenn der Bewohner sich über den suchenden Hund freut, ist das Ziel der Ablenkung vom eher eintönigen Heimalltag erreicht!

Material aus dem Tierfachhandel:

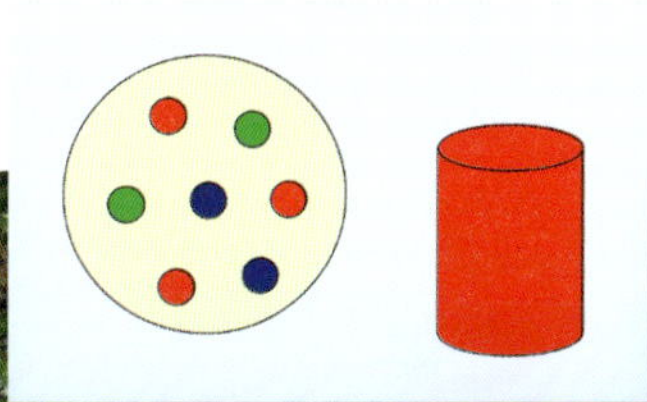

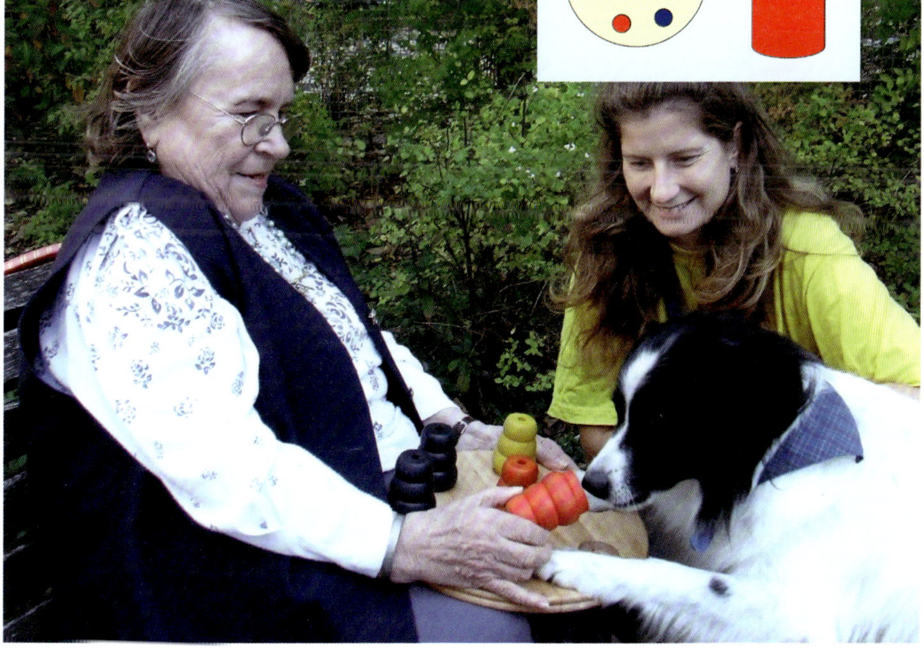

Gedächtnistraining für Mensch und Hund beim Hundeholzspiel.

Eins, zwei, drei – das Hütchenspiel

Die benötigten Kunststoffkegel für diese Übung gibt es im Spielwaren- oder Sportfachhandel. Entweder werden drei Kegel in unterschiedlichen, gut zu unterscheidenden Farben besorgt oder man nimmt gleichfarbige Kegel, welche dann mit 1, 2 und 3 beschriftet werden (kann natürlich auch bei den bunten Kegeln noch zusätzlich gemacht werden). Auch die Markierungshütchen aus dem Sportbereich sind gut dafür geeignet.

Eine preiswertere Variante ist, drei (aussortierte) Plastikblumenübertöpfe mit unterschiedlichen Farben zu benutzen.

- *Herumreichen der Kegel, anfassen lassen, Erspüren des Materials.*
- *Erfragen, was man damit vielleicht machen kann.*
- *Erklären, dass die Kegel auf den Boden gestellt und dann Leckerlis darunter versteckt werden, welche der Hund suchen soll.*
- *Kegel auf den Boden stellen (lassen).*
- *Ein Bewohner soll sagen, unter welchem Kegel das Leckerli versteckt werden soll (entweder die Farbe, Zahl, beziehungsweise über links-mitte-rechts benennen lassen) oder er versteckt es selber (der Hund wartet dabei auf seinem Platz).*
- *Danach darf der Hund idealerweise wieder nach Aufforderung des Bewohners suchen, der Bewohner soll Bescheid sagen, wenn der Hund es gefunden hat.*
- *Der Hund wartet wieder auf seinem Platz und der Nächste kann das Spiel wiederholen.*

V

Variation 1:

Unter allen Kegeln werden Leckerlis versteckt und der Bewohner soll erraten, welcher Kegel zuerst vom Hund umgekippt wird. Liegt der Bewohner richtig, darf er noch einmal raten, liegt er falsch, ist der Nächste dran.

Variation 2:

Werden Blumentöpfe verwendet, können diese richtig herum aufgestellt auch für „Leckerlizielwerfen" genutzt werden. Hierbei wartet der Hund und die Bewohner werfen nacheinander kleine (!) Leckerlis in die Töpfe. Wenn jemand getroffen hat, darf er dem Hund das Signal zum „Nimm" geben, danach wartet der Hund bei diesem Bewohner darauf, das der Nächste trifft und die Leckerlis wieder „vernichtet" werden dürfen.

Blickfixation, visuelle und auditive Stimulation, Gedächtnistraining, Grobmotorik (bei Variante 2).

Hier kommt es wieder auf eine einfache Gestaltung der Aufgaben an. Oft merken sich die Besuchten nicht mehr, unter welchem Hut das Leckerli liegt – das ist aber auch egal! Die Aufgabe sollte zusammen mit der Person gemeistert werden, das Tun des Hundes sollte mit kurzen Botschaften erklärt werden. Die Fähigkeiten der Besuchten sollten langsam ausgetestet werden. Es kann auch lediglich ein Hütchen für diese Übung genutzt werden. Bei dieser Übung geht es bei an Demenz Erkrankten insbesondere um die motorische Förderung und die Freude, etwas Gutes für den Hund getan haben zu können. (Auch wenn es der Besuchte sich nur kurz merken kann – aber die Freude über den aktiv suchenden Hund ist auch sehr viel wert!)

Auch die Markierungshütchen aus dem Sportbedarf eignen sich sehr gut für diese Übung.

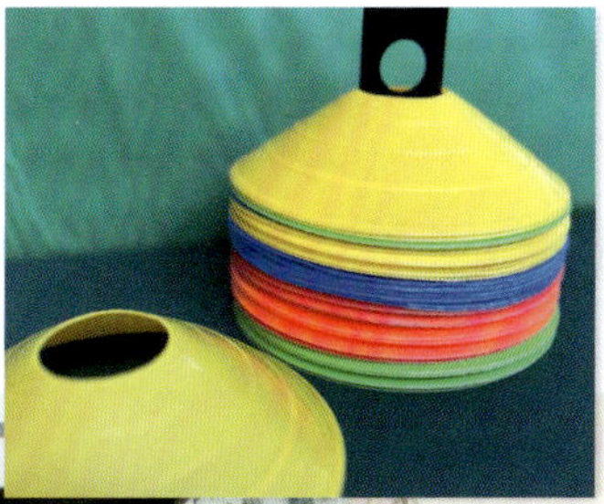

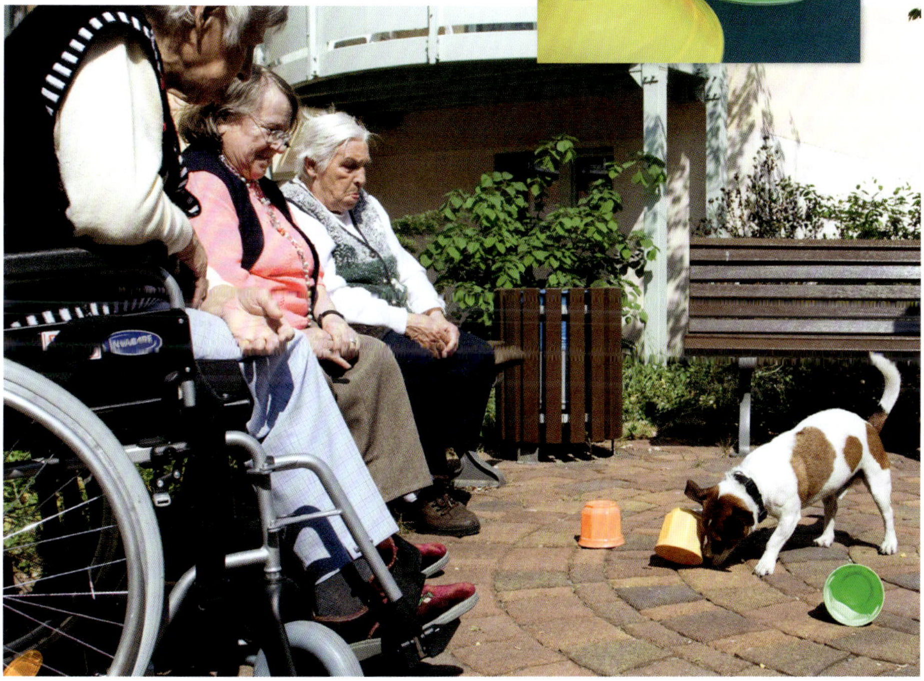

Merkfähigkeitstraining beim Hütchenspiel mit Blumenübertöpfen.

Leckerlis auffädeln

	Runde Leckerlis mit einem Loch in der Mitte, mehrere Meter Schnur.
	Bei Hunden, die Obst oder Gemüse mögen, kann man auch das zum Auffädeln nutzen.
	• *Die Besuchten sitzen im Halbkreis, jeder hält ein Stück Schnur, welche auch im Kreis gespannt wird.* • *An einem Ende wird der Person das Leckerli gegeben, sie soll es in die Schnur einfädeln.* • *Das Leckerli soll dann im Kreis von Person zu Person weiter hindurch gefädelt werden, bis es am anderen Ende ankommt.* • *Die Person am anderen Ende darf das Leckerli dann dem neben ihr wartenden Hund geben.* • *Danach wird die Schnur um eine Person weitergereicht und eine neue Runde begonnen.*
V	*Im Einzelsetting wird die Schnur mit beiden Händen festgehalten und der Hund darf das Leckerli abnagen. Mit einer Toilettenpapierrolle darüber, wird die Schwierigkeit für alle erhöht, da das Leckerli erst „freigelegt“ werden muss.*
	Feinmotorik, Hand-Hand- und Auge-Hand-Koordination, Frustrationstoleranz, Ausdauer.
	Diese Übung ist bedingt geeignet, da sie komplexe Handlungen erfordert. Wenn die Besuchten die erforderliche Geduld dafür aufweisen, kann sie mit verbaler Unterstützung und eventueller Hilfe beim Weiterführen des Leckerlis durchgeführt werden.

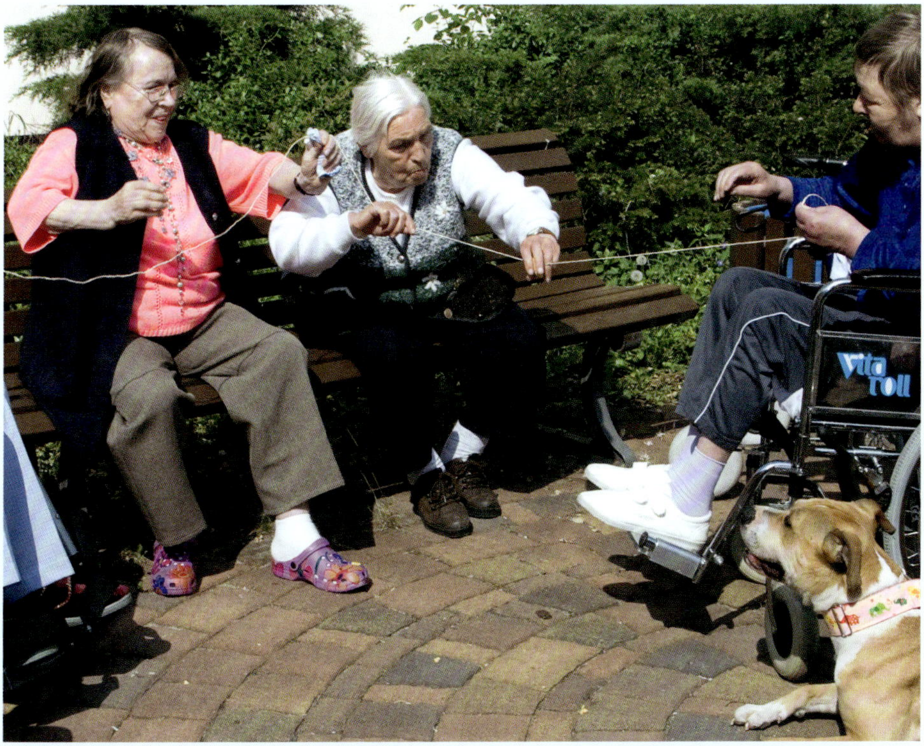

Gruppenaktivität beim Leckerliauffädeln.

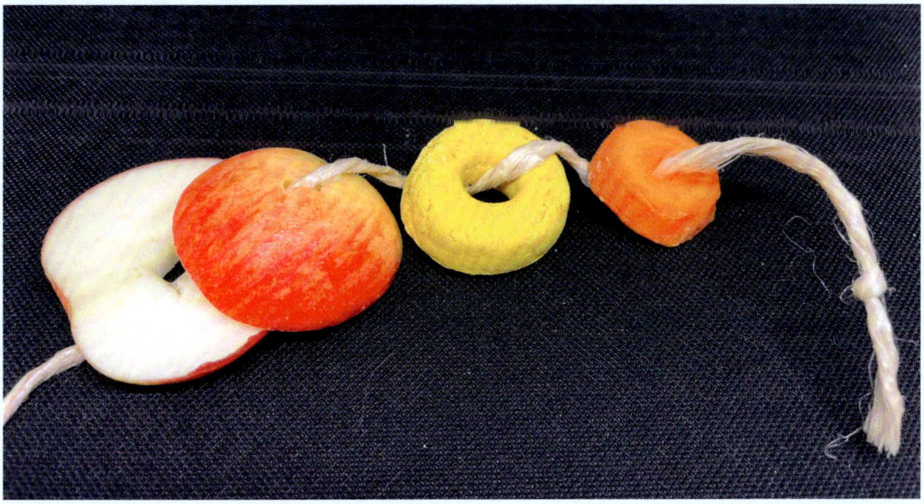

Zum Auffädeln gibt es viele Möglichkeiten.

Leckerlischleuder *(vgl. Huck, 2003, 10)*

PVC-Schlauch aus dem Gartencenter, Durchmesser etwa vier Zentimeter und Länge circa 1,30 Meter oder „Heulschlauch“ aus dem Spielwarenladen, oder Poolnudel mit Loch.

Papprolle aus dem inneren einer Geschenkpapierrolle, diese können noch individuell von den Besuchten verziert werden.

- *Den Besuchten wird der Schlauch gezeigt und erfragt, was damit vielleicht gemacht werden kann.*
- *Der Hund liegt vor oder neben dem Besuchten, welchem der Ablauf erklärt wird: die Leckerlis müssen durch den Schlauch direkt vor die Schnauze des Hundes gekullert werden, nur dann darf der Hund sie nehmen.*
- *Die Person sollte den Schlauch selber halten, zielen und das Leckerli einwerfen, es kann bei motorisch eingeschränkten Personen aber auch Hilfe bei einem Handlungsschritt angeboten werden. Insbesondere dann, wenn sonst eventuell der Hund von dem Schlauch getroffen wird, das muss unbedingt vermieden werden!*
- *Für eine vielfältige Mobilisation könnte die Position des Hundes mehrmals verändert werden (links, vor und rechts neben der Person).*

V

Heulschläuche und Poolnudeln kann man zusammenstecken, so kann das Leckerli über eine Art längeres Rohrsystem transportiert werden.

Auge-Hand und Hand-Hand-Koordination, Mobilisation obere Extremität, Kraftdosierung, Handlungsplanung.

Mit Anleitung geeignet. Da die Übung eine Handlungsplanung erfordert, sollte jeder Schritt einzeln angeleitet werden. Förderlich kann es sein, die Übung gleichzeitig vorzuzeigen. Beim Zielen auf die Hundeschnauze kann es zu Schwierigkeiten kommen, da diese Handlung am Ende der Übung einfach schon wieder vergessen ist. Das sollte hier aber zweitrangig sein. Kann die Person die Übung bis auf das Zielen eigenständig ausführen, genügt dies, da es für eine an Demenz erkrankte Person schon eine hohe Leistung durch das Kurzzeitgedächtnis bedeutet.

Ohne Hund ist diese Übung auch wunderbar für Zielübungen mit Murmeln oder kleinen Steinchen geeignet, z. B. auf einen Lappen in der Mitte eines Stuhlkreises.

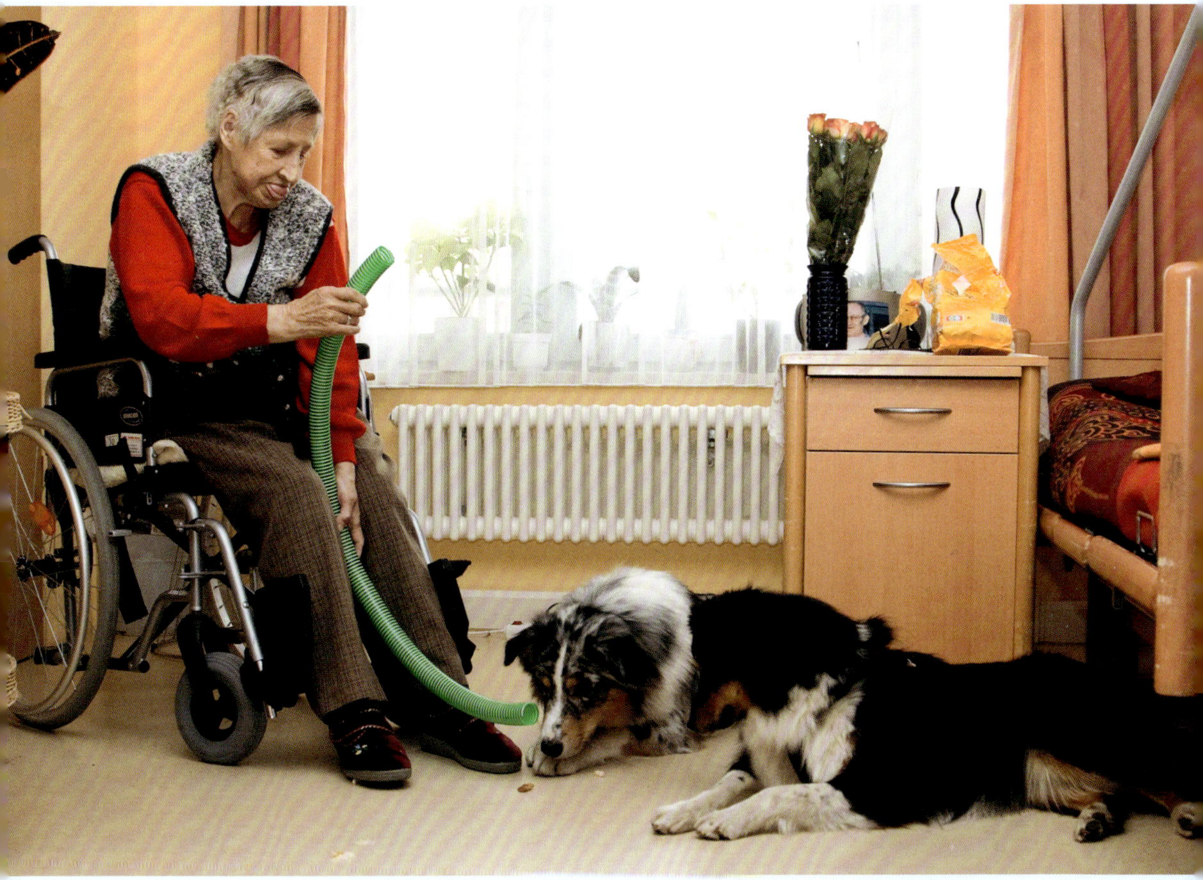

Brückenmethode der Leckerlischleuder aus einem Pumpenschlauch.

Glücksradspiele

Glücksrad

Individuelle Auflagen kann man selber herstellen.

- *Erklären der Aufgabe, z. B. kleine Rechenaufgaben mit den erdrehten Zahlen oder Dinge zu den erdrehten Farben finden oder ein Stadt-Land-Fluss-Spiel mit den erdrehten Buchstaben. Über die Möglichkeit, individuelle Auflagen zu erstellen, ergeben sich diverse weitere Möglichkeiten, diese Auflagen kann gut über Klebemagnete befestigen.*
- *Der Hund wartet auf seinem Platz, das Glücksrad wird vor dem Besuchten platziert und wenn möglich festgehalten oder mit den Füßen fixiert.*
- *Der Hund darf drehen (das kann man über das Pfötchengeben über dem Rad gut aufbauen).*
- *Die Aufgabe wird gelöst, dann darf die nächste Person das Glücksrad halten und der Hund dreht.*

V –

Aktivierung des Oberkörpers, Kommunikation, Blickfixation, visuelle und auditive Stimulation.

Das Drehen kann noch sehr lange ausgeführt werden, ggf. muss es vorgemacht werden. Bei der Aufgabenstellung sollte man sich langsam herantasten, was noch möglich ist und die Aufgabenstellung bei Bedarf nach dem Drehen noch einmal wiederholen. Stadt-Land-Fluss geht mit Tieren und Namen auch noch im fortgeschrittenen Stadium sehr gut.

Wird auch ohne Hund gerne gespielt, einen Bezug kann man über Bilder auf dem Rad herstellen, welche zum Beispiel Hundezubehör zeigen.

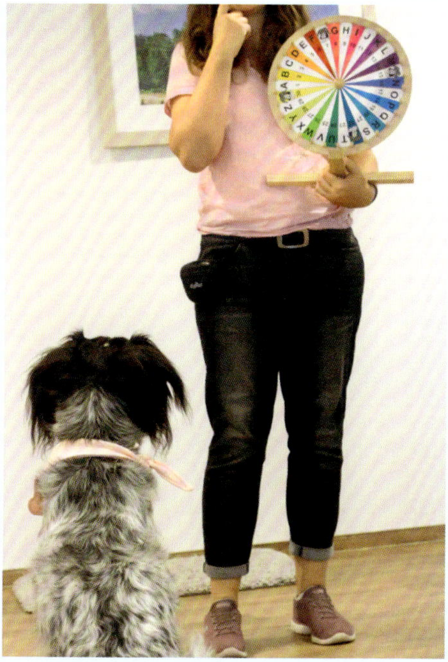
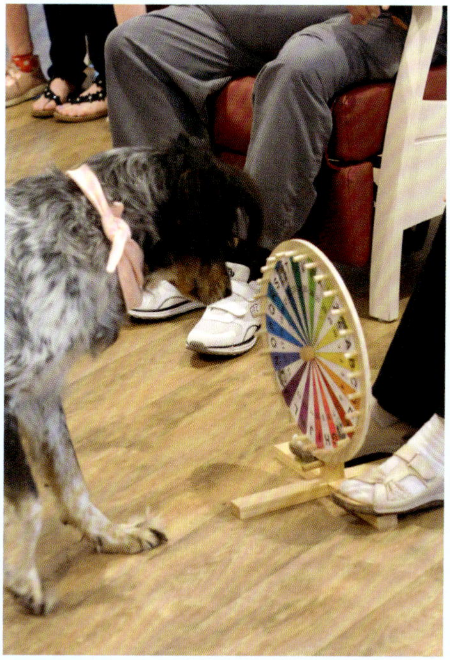

Erst wird die Aufgabe erklärt. Dann wird gedreht, hier bei einem Modell, welches die Besuchten durch ihre Füße gut fixieren können.

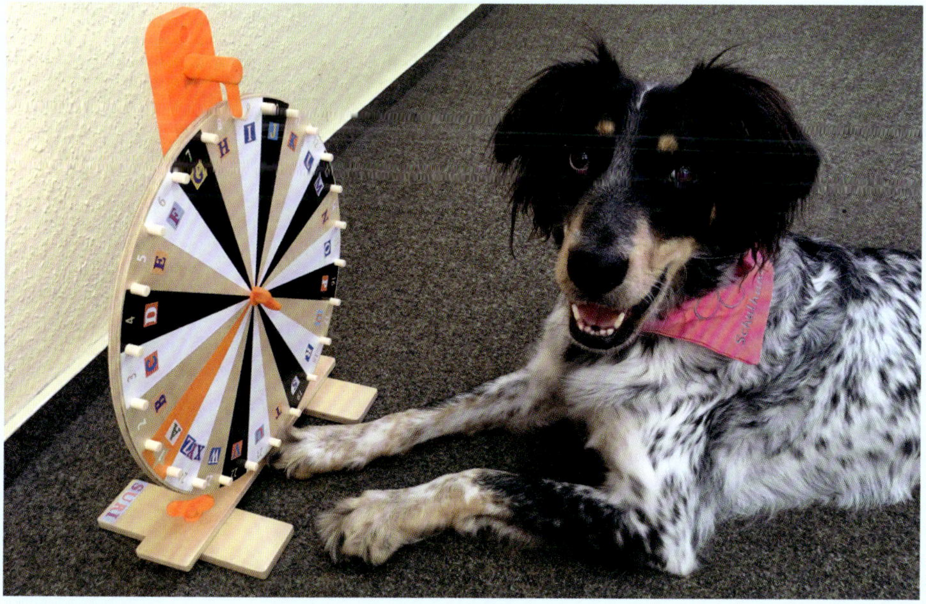

Dieses Modell muss von oben festgehalten werden.

Geschichten erfinden

Mehrere Postkarten, die eine Handlung darstellen.

Zusammengestellte Bildergeschichte aus gemalten, fotografierten oder ausgeschnittenen Bildern (jeweils ein Abschnitt der Geschichte auf einer Extrakarte).

- *Die ungeordneten Karten werden an den Besuchten überreicht. Wenn möglich, kann der Hund sie in einem Körbchen oder einer Apportiertasche (z. B. von Ernl) mitbringen und die Besuchten nehmen sich die Karten von dort selbst heraus.*
- *Die Person muss dann die Karten sortieren und die Geschichte erzählen. (Auf der abgebildeten Beispielgeschichte holt der Hund seinem Frauchen zum Frühstück die Zeitung aus dem Briefkasten und bringt sie bis an den Frühstückstisch, wo sie dann in Ruhe gelesen wird.)*
- *Es können auch mehrere Teilnehmer einer Gruppe jeweils ein Foto bekommen. Diese müssen dann untereinander kommunizieren und in Gruppenarbeit herausfinden, wie die Geschichte zusammengehört. Zusammen kann das Ergebnis präsentiert werden. (Idee von Annika Rugen, Logopädin Bachelor of Health, Referentin an der SATTT)*

V

Variation 1:

Eine andere Möglichkeit ist es, die Besuchten die Bildergeschichte nachspielen oder nacherzählen zu lassen. (Idee von Annika Rugen)

Variation 2:

Kreativen Personen kann angeboten werden, dass sie zum nächsten Besuch eine eigene Bildergeschichte zeichnen und diese dann vorstellen.

Schwerpunktmäßige Förderung der Bewohner bei dieser Übung:

Handlungsplanung, Gedächtnistraining.

Aufgrund der intensiven Nutzung des Kurzzeitgedächtnisses mit Handlungsplanung nicht für an Demenz erkrankte Personen geeignet.

Bildergeschichten über den Besuchs-/Therapiebegleithund stellen immer einen schönen Hundebezug auch ohne anwesenden Hund her.

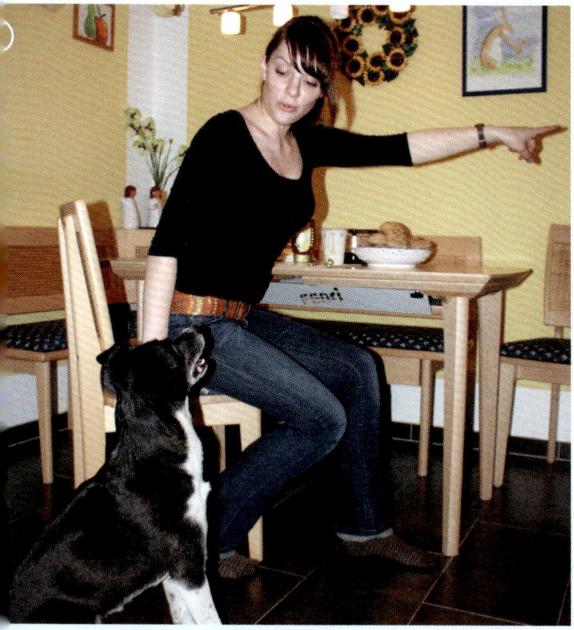

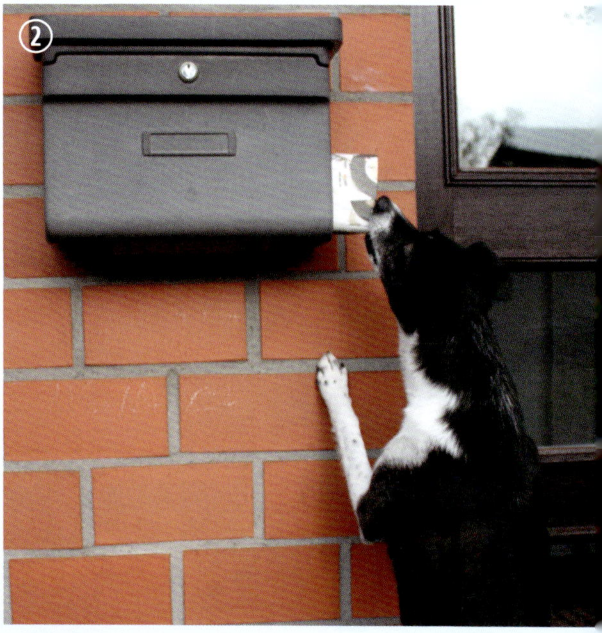

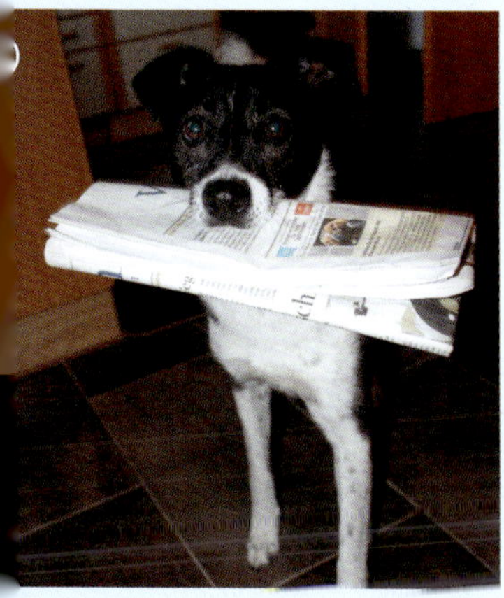

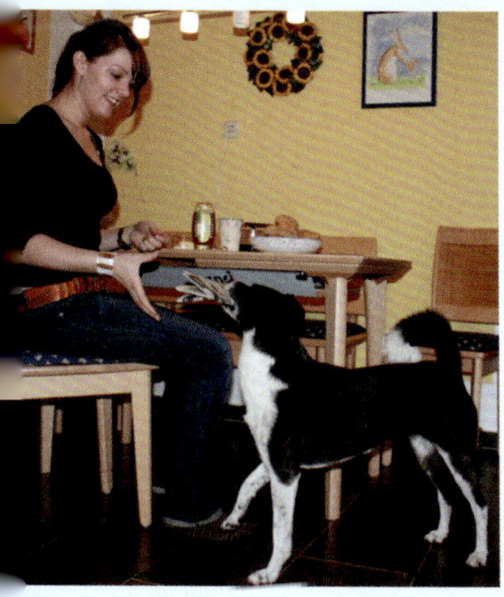

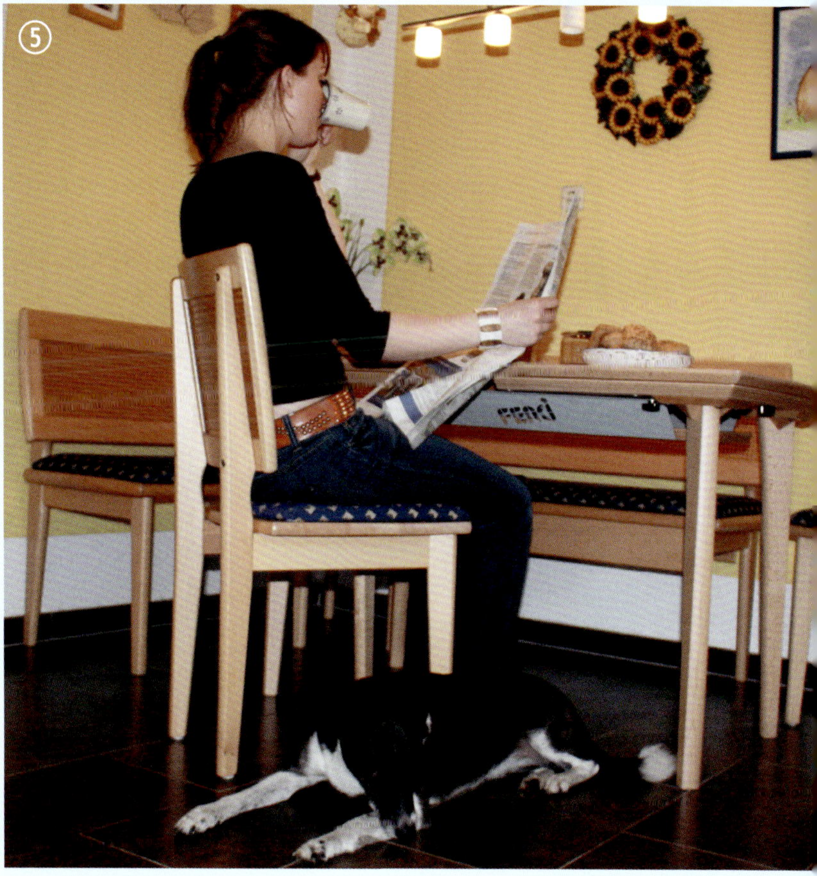

Lesestunde

	Schöne Hundegeschichten, welche nicht zu lang und leicht verständlich sind.
	Kreative Köpfe schreiben sich ihre eigenen, auf ihren Hund zugeschnittenen Geschichten.
	• *Den Besuchten wird eine Geschichte vorgelesen.* • *In dieser erscheinen z. B. Signalwörter, wenn ein Signalwort einem Besuchten auffällt, sagt er Bescheid und bekommt dafür ein Leckerli für den Hund.* • *Die gesammelten Leckerlis werden gleich oder am Ende der Geschichte an den Hund verteilt.*
V	***Variation 1:*** *Die Besuchten denken sich selber Geschichten zu einem bestimmten Tier aus, die Tierart oder der Tiername sind dabei die Erkennungswörter.* ***Variation 2:*** *Die Besuchten lesen eine Tiergeschichte aus der Zeitung vor, auch hier sind die Tierart oder der Tiername wieder das Erkennungswort. (Ideen von Swantje Richter)*
	Konzentration, Aufmerksamkeit, Arbeitsgedächtnis.
	Nicht geeignet, da ausschließlich das bei an Demenz erkrankten Personen beeinträchtigte Kurzzeit- beziehungsweise Arbeitsgedächtnis angesprochen wird. Es gibt jedoch mittlerweile auch spezielle Vorlesebücher für an Demenz erkrankte Personen bis zum mittleren Stadium, aus diesen kann man probieren, vorzulesen.
	Das Vorlesen ist auch ohne Hund möglich, bei individuellen Geschichten kann ein schöner Bezug zum Besuchs/-Therapiebegleithund hergestellt werden.

Beispielgeschichte „Die Geschichte vom bunten Hund“

Die Signalwörter der nachfolgenden Geschichte sind „Hund“ oder „grau“. In manchen Gruppen kann man auch beide gleichzeitig verwenden. Im Anschluss an die Geschichte kann man bei kreativen Personen den bunten Hund malen oder ausmalen lassen. Solche Geschichten eignen sich auch sehr gut als Einstieg für Gespräche über die vielfältigen Erfahrungen der Besuchten mit Tieren:

Früher einmal – vor gar nicht allzu langer Zeit, sah die Welt ganz anders aus als heute. Wenn Sie jetzt aus dem Fenster hinausschauen, so sehen Sie wahrscheinlich Bäume, Häuser, Fahrzeuge, Tiere und Menschen. Die gab es auch früher schon. Aber wenn Sie genau hinschauen, so bemerken Sie, dass all die Dinge, die um einen herum sind, eine Farbe haben. Und genau das ist es, was früher anders war.

Jawohl, früher gab es keine Farben. Auf der ganzen Welt gab es nur Weiß, Schwarz und Grau. Vom Grau gab es ganz helles, etwas dunkleres und ganz dunkles Grau. Wenn die Menschen an einem schönen Sommertag den Himmel betrachteten, sagten sie: „Schau mal, wie schön grau der Tag heute wieder ist!“ Häufig lagen sie dabei auf der saftig-grauen Wiese und ließen sich von der weißen Sonne die Bäuche wärmen.

Eines Tages jedoch sollte sich alles ändern. Es war ein schöner Tag mit weißen Schäfchenwolken am hellgrauen Himmel. Aber dann ist etwas passiert, wovon die Tiere heute noch reden. Sie hörten ein Geräusch, das sie bis dahin noch nie gehört hatten. Es klang wie ein Bellen, aber es war ein ganz besonderes Bellen. „So etwas Schönes haben wir noch nie gehört“, waren sich alle einig. Neugierig schauten sie zum kleinen Hügel, aus dessen Richtung die sonderbaren Töne kamen. Aber dort war nichts zu sehen.

Wieder ertönte dieses sonderbar schöne Bellen und alle Tiere schauten gebannt und ein wenig ängstlich zum Hügel. Nun sahen sie alle, wem dieses Bellen gehörte. Es war tatsächlich ein Hund. Und was für einer!

So etwas hatte noch kein Mensch und auch kein Tier auf Erden gesehen. Eigentlich unterschied sich dieser Hund in nichts von anderen Hunden. Er hatte einen Kopf mit zwei Augen, zwei Ohren und einer Schnauze, einen Körper mit einem Schwanz, vier Beinen und vier Pfoten dran. Was an ihm besonders war, das war sein Fell. Genauer gesagt, die Farbe des Felles.

Denn der Hund war nicht schwarz, er war nicht weiß und auch nicht grau Der Hund war etwas ganz Anderes: Der Hund war bunt!

Sein Fell bestand aus allen Farben, die Sie sich nur vorstellen können. Da gab es rote Kringel und gelbe Punkte, grüne Striche und blaue Kleckse, braune Kreise und lila Streifen. Normal sahen dabei seine Ohren aus: Das eine war weiß wie Schnee und das andere war schwarz wie Kohle.

Sie können sich bestimmt vorstellen, dass die anderen Tiere alle sehr aufgeregt waren, als der bunte Hund vom Hügel langsam auf die anderen Tiere zukam. „Hilfe, das Ding kommt auf uns zu!“ meckerte eine Ziege und sprang davon. „Schnell weg!“ schrien alle anderen und flüchteten. Nur der Vogel Strauß blieb stehen. „Wegrennen nützt nichts“, sagte er sich und steckte seinen Kopf in den Sand.

Als der bunte Hund an den Platz kam, an dem vorher noch die anderen Tiere waren, schauten sie ihm neugierig aus ihren sicheren Verstecken zu. Hinter Büschen und Bäumen konnte der bunte Hund jedoch die grauen Köpfe von einem Pferd, einem Krokodil, einem Kolibri und einem Löwen entdecken. „Ich tue euch doch nichts“, sagte der bunte Hund zu den Tieren. „Ihr braucht keine Angst zu haben.“ „Wenn ihr einige Regeln befolgt, passiert euch nichts!“

Daraufhin wurden die Tiere mutig und kamen aus ihren Verstecken gekrochen. Die Tiere baten den Hund, ihnen die zu beachtenden Regeln zu erklären.

Der Hund freute sich, dass die Tiere jetzt doch Interesse an ihm hatten und erklärte ihnen die Regeln.

1. Ein Hund ist ein Lebewesen.

Ein Hund mag es nicht, wenn man ihn an den Ohren zieht, in die Nase zwickt oder am Schwanz packt. Das tut ihm weh. Ihr müsst mit mir also stets sanft umgehen.

2. Hunden nicht in die Augen schauen!

Hunde schauen sich nur dann direkt in die Augen, wenn sie die Rangordnung festlegen wollen. Derjenige, der seinen Blick abwendet, ist der Schwächere.

Wenn ihr mir direkt in die Augen schaut, könnte ich denken, dass ihr euch mit mir messen möchtet und würde einen Kampf beginnen.

3. Fressende und schlafende Hunde soll man nicht stören.

Auch ein Hund möchte mal seine Ruhe haben und hat nicht immer Lust zu spielen – wenn ich mich zurückziehe, müsst ihr das akzeptieren und dürft mich keinesfalls stören. Auch beim Fressen sollte der Hund nicht gestört werden! Niemals und unter gar keinen Umständen solltet ihr versuchen, mir das Essen wegzunehmen.

4. Körpersprache der Hunde beachten.

Ein Hund spricht mit seinem Körper und teilt so Freude und Leid mit. Wedelt der Hund mit dem Schwanz, so freut er sich. Duckt er sich und klemmt den Schwanz zwischen die Beine, hat er Angst. Knurrt der Hund oder fletscht er die Zähne, so ist er ängstlich oder wütend. Dann heißt es für euch auf Abstand gehen.

Hebt der Hund eine Vorderpfote an oder streckt den Hintern in die Höhe, während die Vorderbeine auf dem Boden liegen, so möchte er spielen.

Da die Tiere jetzt die Regeln kannten und befolgten, brauchten sie keine Angst mehr vor dem bunten Hund zu haben. Von diesem Tag an war etwas Farbe in das Leben der Tiere gekommen und sie hatten einen sehr guten Freund dazugewonnen.

Idee und Geschichte von Swantje Richter

Ergotherapeutin

Geschenke verpacken

	Geschenkpapier, Stoff
	Für den Hund unschädliches Papier, alte Handtücher, leerer Eierkarton.
	• *Zu einem Anlass (Geburtstag des Hundes, Weihnachten) wird dem Besuchten erklärt, dass dieses Mal Geschenke für den Hund verpackt werden. Diese dürfen dann natürlich umgehend von dem Hund ausgepackt werden.* • *Zum Verpacken wird dem Besuchten Papier oder ein Stück Stoff sowie ein Leckerli oder Spielzeug zum Einpacken gereicht. Das Verpacken sollte möglichst selbstständig erfolgen, wenn es nicht gut verpackt ist, ist es auch nicht schlimm!* • *Das Geschenk darf der Hund sich aus der Hand nehmen oder es wird auf dem Boden platziert, wo der Hund es dann auspacken darf.* • *Das Auspacken sollte für den Hund unbedingt immer mit einem festen Signal verbunden sein, damit er irgendwann nicht alles wahllos auspackt, was er interessant findet!*
V	*Überlegen Sie gemeinsam mit dem Besuchten, in welchen Alltagsgegenständen sie das nächste Mal etwas für den Hund verpacken können (WC-Papprollen, Kartons, Dosen, etc.)*
	Feinmotorik, Handlungsplanung
	Bedingt geeignet, einzelne Handlungsschritte nacheinander erklären. Es kann förderlich sein, wenn der Besucher die Übung vorzeigt und zeitgleich auch der Besuchte sein Geschenk mit verpackt.

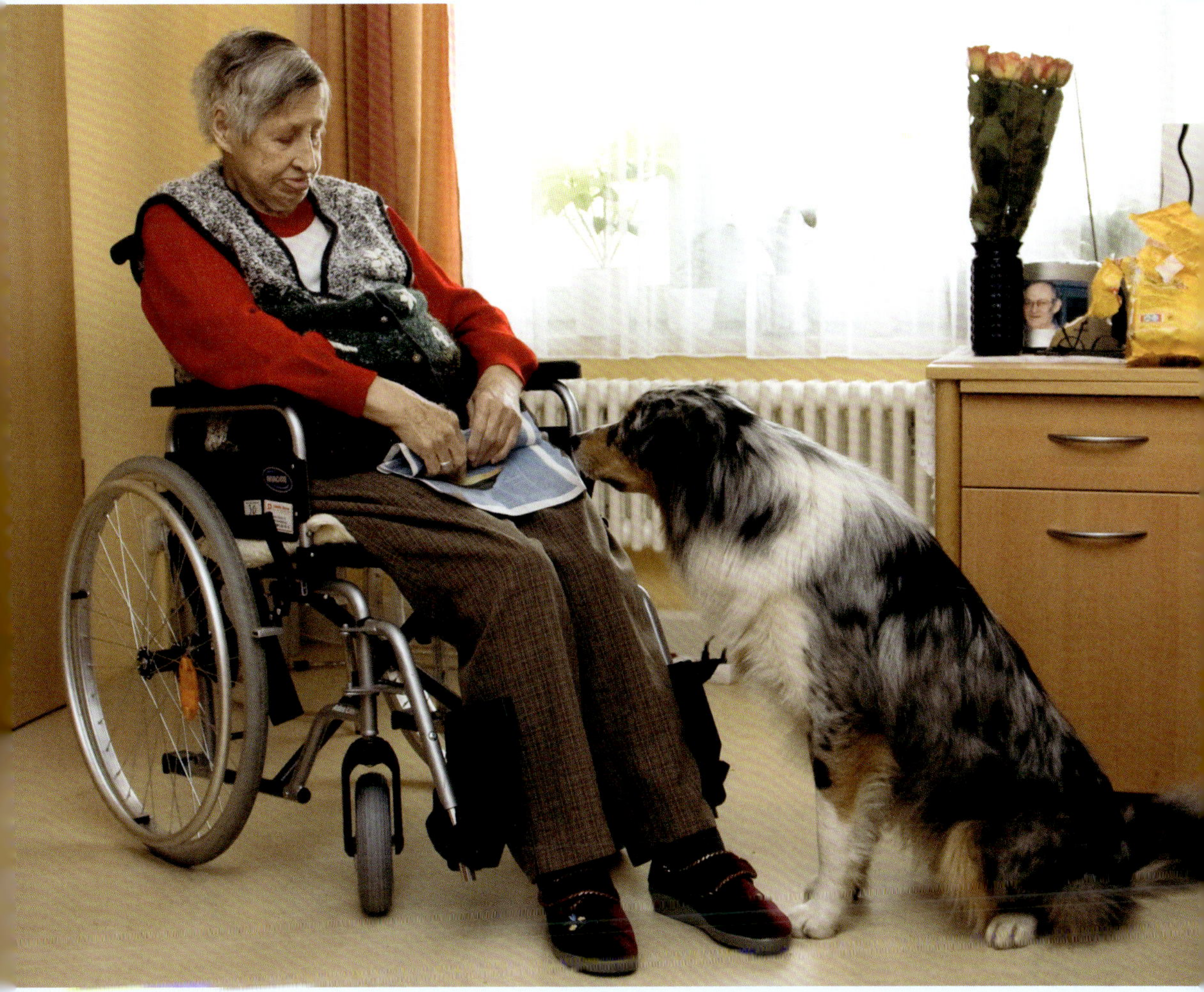

Für den Hund Geschenke einpacken.

Kalender und Pralinenschachtel

Adventskalender für Hunde

Unbefüllter und eventuell auch umgestalteter Adventskalender für Menschen, leere Pralinenschachtel.

- *Zur Weihnachtszeit kann ein Hundekalender in der Einrichtung platziert werden. Hierbei ist darauf zu achten, dass sich die Bewohner nicht selbst daran bedienen können.*
- *Bei jedem Besuch werden dann der Reihenfolge nach alle Türchen bis zum aktuellen Besuchstag von jeweils einer Person geöffnet.*

V

Variation 1:

Der leere Kalender kann dann noch für ein Gedächtnistraining anderer Art genutzt werden, indem man ihn entweder so belässt, wie er ist oder ihn farbig und/oder mit geometrischen Formen gestaltet. Aufgabe an die Besuchten ist dann, nur gewisse Türchen zu öffnen (nur Türen mit einer „3“, nur Türen mit einem Dreieck oder nur die roten Türchen). Hinter den Türen gibt es dann entweder ein Leckerli für den Hund oder ein Bild, welches sich auf Hunde bezieht und zu dem etwas erzählt werden soll.

Variation 2:

Bei kleinen/mittleren, vorsichtigen Hunden kann der Besuchte hinter die angesagten Türen ein Leckerli legen, welches der Hund danach suchen darf.

Variation 3:

Sind Variation 1 und 2 mit einer leeren Pralinenschachtel. Der Besuchte darf sich also ein Leckerli aus dem entsprechenden Kästchen nehmen und es dem Hund geben. Auf dem Beispielbild mit geometrischen Grundformen wäre die Anweisung also: „Geben Sie dem Hund das Leckerli aus dem Dreieck oben rechts.“ Oder der Besuchte legt ein Leckerli in die Schachtel und der Hund darf es danach suchen: „Legen Sie ein Leckerli in einen Kreis in der Mitte.“

Formkonstanz (Konzentration auf eine Form), Konzentration, Aufmerksamkeit, Arbeitsgedächtnis.

Bedingt geeignet, da durch die vielen Türchen und Möglichkeiten zu komplex. Die Pralinenbox ist es etwas einfacher und Fehler fallen nicht auf, man kann einfach mit der Übung weitermachen.

Eine Option vor Weihnachten wäre es, gemeinsam mit dem Besuchten einen individuellen Adventskalender für den Hund (zu gestalten und) zu befüllen.

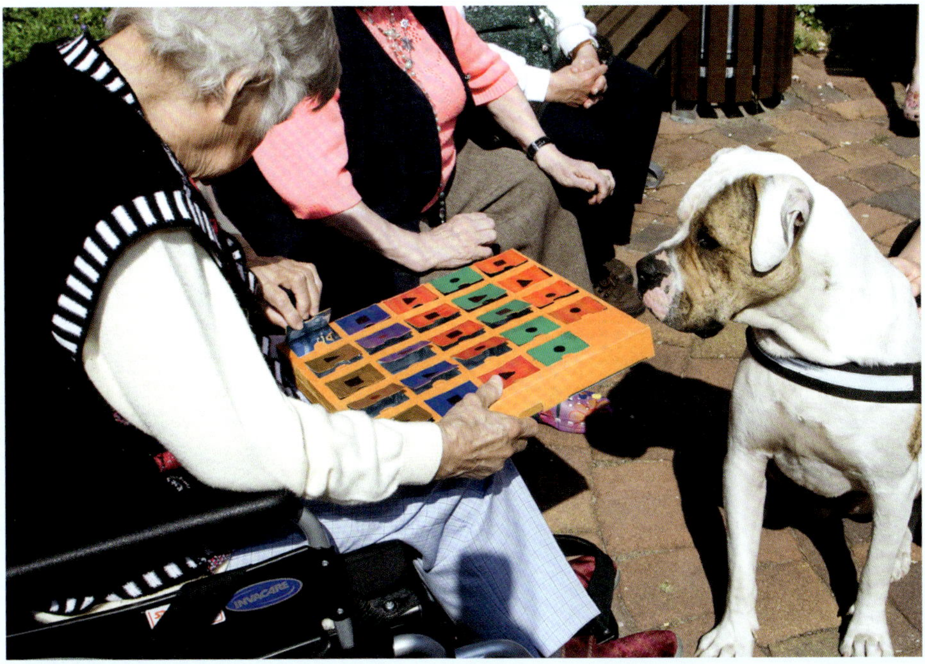

Dem Hund Leckerlis aus vorgegebenen Kalendertürchen geben lassen.

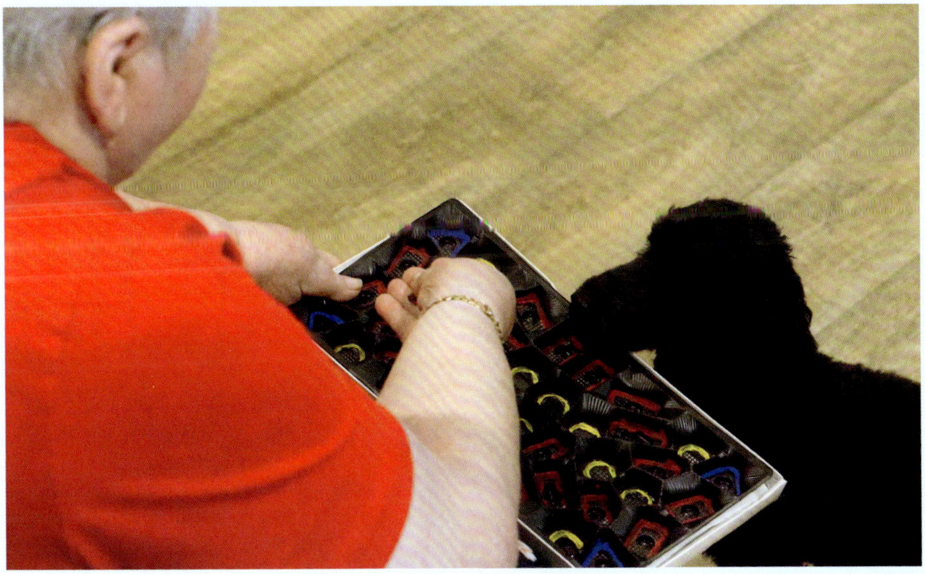

Emma darf ein Leckerli in der Pralinenschachtel suchen.

Tablettspiele

	Tablett, Würfel, Utensilien je nach Thema.
	Einlegebögen für das Tablett, gestaltet aus (laminiertem) Tonpapier mit Bildern beklebt oder bemalt.
	• *Es wird erklärt, dass dieses Mal für den Hund gewürfelt wird.* • *Hier handelt es sich bei dem Material um ein normales Tablett, auf dieses können verschiedene Aufgabenbögen gelegt werden. Diese Bögen sind in Felder eingeteilt, sodass bei jedem Wurf immer ein Feld getroffen wird. Vor die Person wird das Tablett mit einem Würfel gestellt und sie darf würfeln (Tablett, da der Würfel garantiert auf einem Feld landet), um die Aufgabe des angezeigten Feldes auszuführen.* • *Die Themen der Bögen sind frei wählbar und ständig erweiterbar.* ***Nachfolgend einige Anregungen:*** • *Thema Spielzeug – bei Hunden, die verschiedene Spielzeuge erkennen, können diese auf den Feldern abgebildet sein, das erwürfelte Spielzeug soll der Hund dann apportieren, ansonsten darf er einfach mit dem erwürfelten Spielzeug spielen.* • *Thema Alphabet – in den Feldern steht das Alphabet, zu dem erwürfelten Buchstaben muss ein Wort zum Thema Hund gefunden werden (siehe auch S. 140)* • *Thema Leckerlis – auf dem Bogen sind verschiedene gut unterscheidbare Leckerlis abgebildet. Sehr gut eignen sich hier Tierfiguren oder geometrische Formen, da diese auch zusätzlich benannt werden können. Das erwürfelte Leckerli muss dann aus den in der Nähe des Tabletts liegenden Leckerlis herausgesucht werden – bei Zweifeln kann das echte Leckerli zum Abgleich auf das gemalte gelegt werden (siehe Abbildung).*
V	*In das Tablett kann ein Loch gebohrt werden. Dann muss ein Leckerli darauf durch das Loch fallen, damit der Hund es fressen darf. Schwieriger wird es noch, wenn man an jeder Ecke eine Schnur befestigt und das Tablett daran bewegt. Es gibt solche Tabletts auch in verschiedenen Schwierigkeitsstufen im Fachhandel zu kaufen.*
	Konzentration, Merkfähigkeit, Feinmotorik.
	Bedingt geeignet. Übungen ohne Gedächtnistraining (Die Themen „mit schrittweiser Anleitung bis zum mittleren Stadium möglich.
	Auch mit anderen Materialien als mit Leckerlis bespielbar.

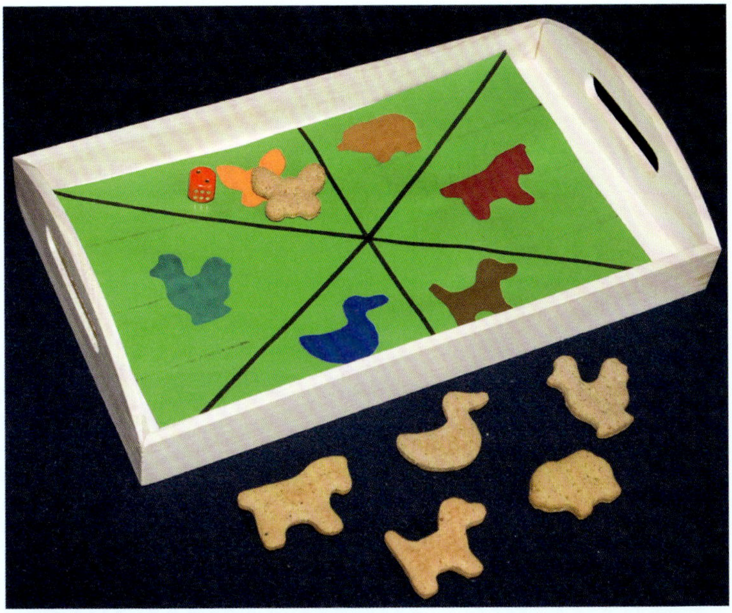

Gedächtnistraining mit dem Tablettspiel.

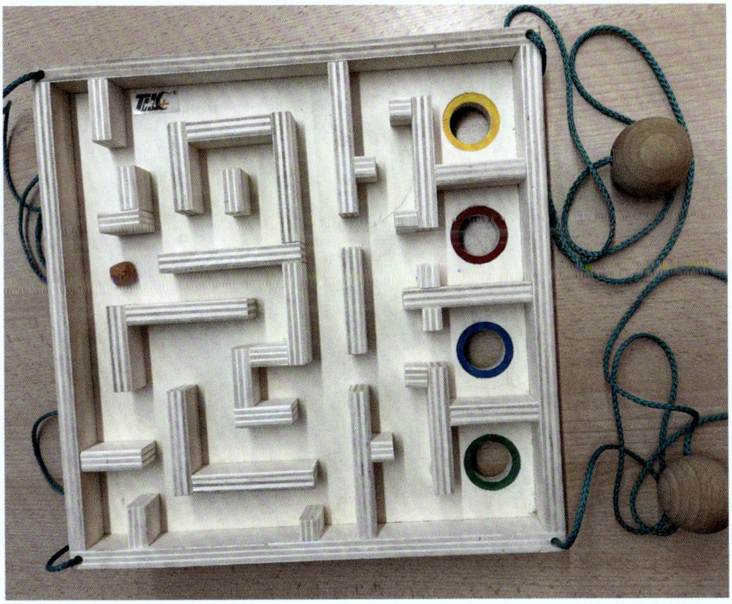

Ein Beispiel für die Variante in einer anspruchsvollen Ausführung für fitte Bewohner.

Sinnesbeutel

🛒	*Bunte kleine Beutel zum Zuziehen, für die Füllung Leckerlis, Bürste, Spielzeug.*
✂	*Selbstgenähte Beutel aus verschiedenen Materialien mit unterschiedlichen Farben.*
⟳	• *Es werden Beutel unterschiedlicher Farbe und idealerweise aus unterschiedlichen Materialien mit zum Besuch genommen. Als Anzahl haben sich drei Beutel bewährt.* • *Die Beutel werden der Gruppe gezeigt und die Personen sollen sich unter Benennung der Farbe, eventuell auch des Materials einen Beutel aussuchen.* • *Durch Ertasten, Erriechen und Erhören des Beutels sollen die Personen den Inhalt erraten, als Tipp wird ihnen gesagt, dass der Inhalt etwas mit Hunden zu tun hat. Die Beutel können zum Beispiel mit Spielzeugen, Bürste, Leckerlis, Halsband oder Leine gefüllt sein.* • *Nachdem der Inhalt durch eine Einzelperson oder nach dem Umherreichen in der Gruppe benannt wurde, wird der Beutel geöffnet, um sich den Inhalt anzusehen und diesen dann, wenn es passt, auch am Hund anzuwenden (spielen, füttern).*
V	***Variation 1:*** *Es wird ein anderes Oberthema gewählt, dazu kommen in jeweils zwei Beutel Füllungen, die nichts mit dem Hund zu tun haben, einer wird wieder mit etwas für den Hund befüllt. Durch Erfühlen können die Personen das Thema erraten oder es wird vorgegeben. Auf jeden Fall sollen sie die Inhalte benennen und den Hundebeutel herausfinden. Themen könnten „Essen" (Kräuter, Obst, Hundeleckerlis), „Kleidung" (Schal, Gürtel, Hundehalsband) oder „Schmuck" (Uhr, Kette, Hundeplaketten) sein.* ***Variation 2:*** *Das Spiel kann, nachdem die Besuchten die Beutelinhalte erraten haben, auch umgedreht werden, indem die Personen die Inhalte vertauschen oder die Beutel ganz neu befüllen. Dann ist es die Aufgabe des Besuchers, die Inhalte zu erraten, beziehungsweise die des Hundes, den Beutel mit den Leckerlis herauszufinden.*
✋	*Konzentration, Merkfähigkeit, Feinmotorik, taktile und olfaktorische Sinnesförderung, Farberkennung.*

💡	*Das Erkennen mit allen Sinnen ist noch lange möglich. Wenn die Gegenstände im Beutel nicht erkannt werden, sollten sie ausgepackt und dann (gemeinsam) benannt werden. Das Fühlen und Einsetzen aller Sinne, vor allem aber das Auspacken bereitet den Personen meistens sehr großen Spaß und erinnert an die Kindheit mit Wundertüten oder dem Auspacken von Geschenken.*
🚫🐕	*Eine perfekte Übung auch ohne Hund, Bezug kann über die Hundeutensilien hergestellt werden.*

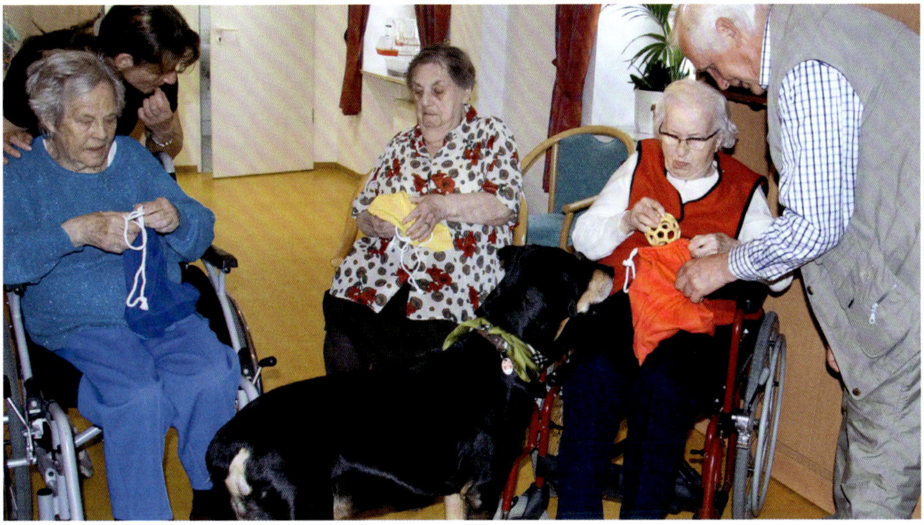

Aktivierung aller Sinne mit dem Sinnesbeutel.

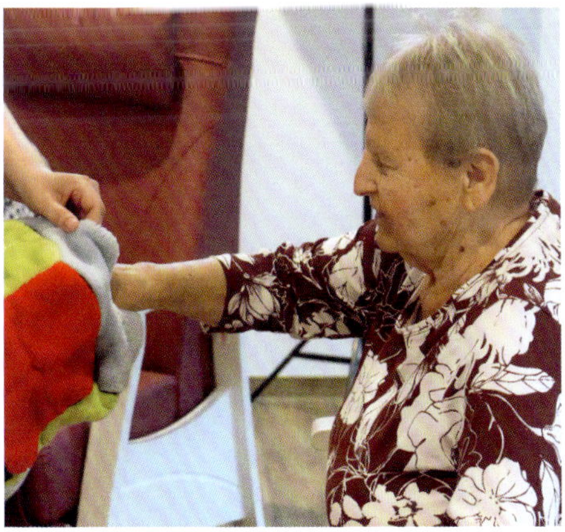

Auch dieser Plüschwürfel dient als „Versteck" zum Erfühlen.

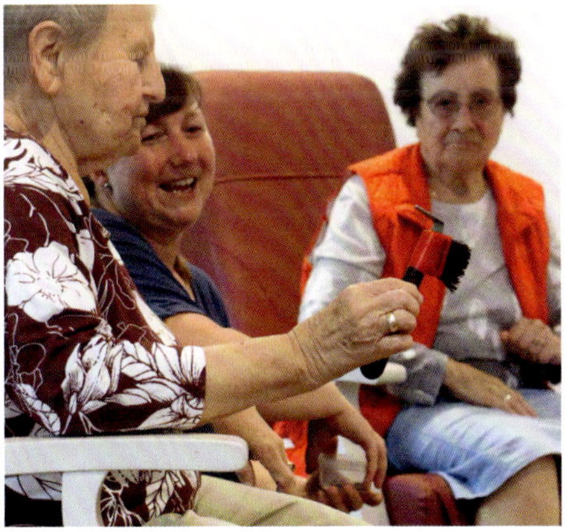

Ein Hufauskratzer? Hier hat sich etwas Falsches zwischen die Hundesachen geschlichen…

Leckerlis backen

	Je nach Rezept: Mehl, Salz, Öl, Kräuter, Honig, Nüsse, Knoblauch, Gemüsebrühe, Gemüse, Obst, Milch, Quark, Haferflocken und so weiter. Für die spätere Aufbewahrung Butterbrottüten oder Ähnliches. Wichtig ist hier, dass nur Zutaten verwendet werden, welche für die Besuchten unschädlich sind, denn es kann durchaus vorkommen, dass vom Teig oder den Zutaten mit und ohne Erlaubnis gekostet wird. Daher sollte auf rohes Fleisch und Eier verzichtet werden.
	Frische Erzeugnisse aus dem Garten nutzen. Manche Einrichtungen haben einen eigenen Garten. In diesen Fällen können die Zutaten vor dem Backen mit den Besuchten selbst geerntet werden.
	• *Zusammen mit den Besuchten werden die Zutaten für den Standardteig besprochen, abgemessen und vermischt. Hier hat sich pro Person folgender Teig bewährt: zwei Tassen Vollkornmehl, eine Prise Salz, etwas Öl und Wasser. Es sollte jeder, der aktiv mitbacken möchte, eine eigene Schüssel bekommen.* • *Danach wird der Teig verfeinert. Hier ist eine Auswahl zwischen süß (Honig oder püriertes Obst) und herzhaft (Nüsse oder Kräuter) empfehlenswert.* • *Wenn der Teig fertig ist, kann jeder seine individuellen Hundeplätzchen gestalten und auf ein Blech legen. Es können hier jedoch hier einige Vorschläge gemacht und erfragt werden, wie früher die Plätzchen gebacken wurden (ausstechen, zu Bällchen geformt, in Pelletform geschnitten).* • *Die Plätzchen müssen dann bei 180 °C für eine gute halbe Stunde gebacken werden. In dieser Zeit wird aufgeräumt, abgewaschen und abgetrocknet.* • *Dann kann das fertige Gebäck für den nächsten Besuch verpackt werden. Wenn ein Kühlschrank vorhanden ist, kann eine kleine Portion der Plätzchen zum Abkühlen darin platziert werden, dann kann eine Kostprobe noch am Besuchstag verfüttert werden.* • *Während der Aktion sollte der Hund in einer ruhigen Ecke liegen, sonst besteht die Gefahr, dass der Teig schon im Rohzustand an ihn verteilt wird.*

V	***Variation 1:*** *Eine schnellere Variante, den Hund mit eigenen Erzeugnissen zu verwöhnen, ist das Füttern von selbstgeschältem Obst und Gemüse. Dieses kann eventuell auch im Einrichtungsgarten geerntet werden. Oder einige Personen holen einen Apfel aus ihrem Zimmer. Beim häufig sehr genauen Abschälen sind die ehemaligen Hausfrauen wieder in ihrem Element und die Freude, dem Hund damit etwas Gutes tun zu können, ist ihnen immer anzusehen. Natürlich dürfen sie zwischendurch auch selbst von dem Geschälten kosten und sollten auch dazu angeregt werden! Zum Schutz des Hundes ist hier darauf zu achten, dass nur frische Lebensmittel verwendet werden. Auch die Menge sollte insbesondere bei Obst begrenzt werden, damit es nicht zu Durchfall kommt.* ***Variation 2:*** *Eis selber für den Hund (und den Menschen) herzustellen und am nächsten Treffen zu verspeisen ist eine große Freude für alle Beteiligten. Sowohl für Hund und Mensch geeignet und lecker ist z. B. eine Mischung aus Wassermelone und Magerquark. Auch die fertigen Hundesmoothies eigenen sich in der Regel gut zum Einfrieren. Ob das Eis eher klein (Eiswürfelform) oder groß (spezielle Eisformen) wird, kann man die Besuchten auch gerne vor der Produktion entscheiden lassen.*
	Aktivitäten des täglichen Lebens, Feinmotorik, Hand-Hand- sowie Auge-Hand-Koordination, Biografiearbeit (Früher auch gebacken? Was?).
	Da es sich hier um eine Aktivität des früheren täglichen Lebens handelt (insbesondere bei Frauen), kennen die Besuchten die Handlungsabläufe. Wenn die Handlung verbal nicht erfasst wird, sollte man einfach vormachen, was gemeint ist, in den meisten Fällen wird dann mitgemacht. Bei Männern kann man aufgrund der Biografie eher auf Widerstände stoßen, dennoch sollte man die Männer wenigstens als Zuschauer und Gesprächspartner (Was hat Ihre Frau früher gebacken?) mit einbeziehen,denn auch bei ihnen wird durch die gewohnten Handlungsabläufe und den Geruch der Plätzchen in den meisten Fällen eine positive Verknüpfung zu früher hergestellt. Vorher sollte man sich unbedingt beim Personal informieren, welche Personen aufgrund der Biografie Interesse am Backen zeigen. Aufgrund des Aufwandes ist es zudem ratsam, hier auch Unterstützung durch das Personal zu erfragen. Durch den Duft von frisch Gebackenem kann es dazu kommen, dass die Besuchten nach einem Plätzchen verlangen. Für diesen Fall sollten idealerweise Kekse bereitstehen.
	Das Backen eignet sich gut, wenn der Hund nicht eingesetzt werden kann.

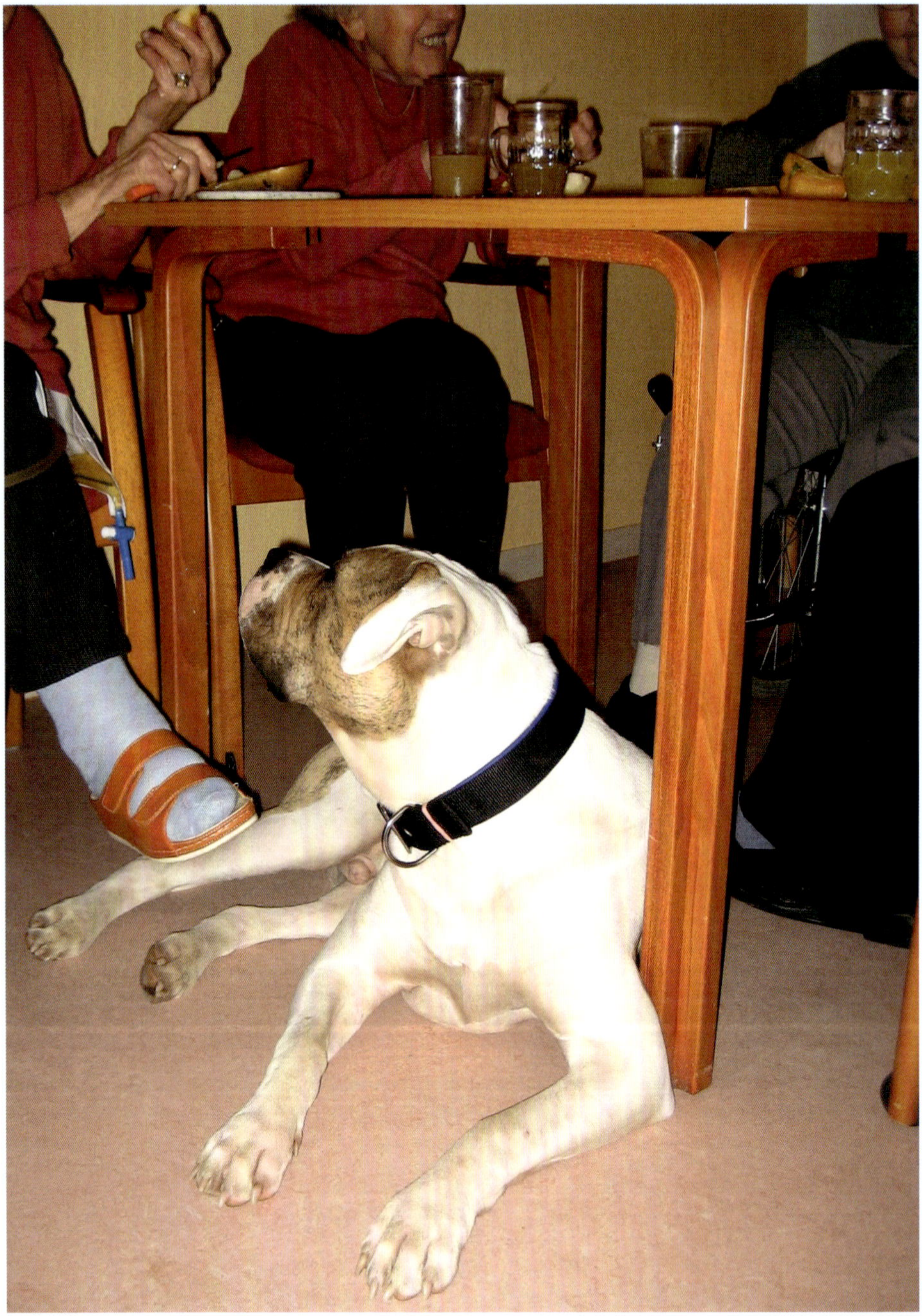

Obstschneiden für den Hund, welcher entspannt unter dem Tisch wartet. Natürlich darf auch der Mensch beim Schneiden naschen.

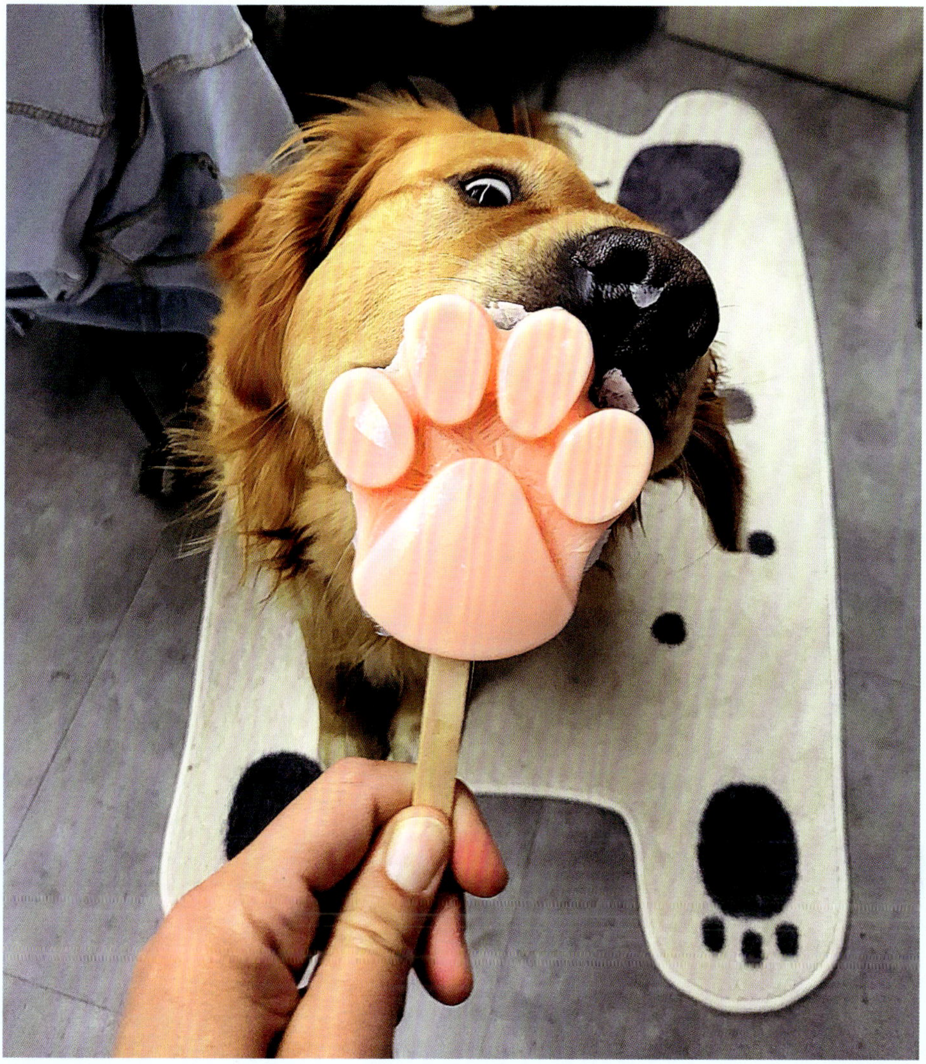

Leckeres selbstgemachtes Eis!

Interaktive Spielzeuge

Diverses interaktives Hundespielzeug aus dem Hundefachhandel (auf den Fotos: Trixie Dog Activity Memory Trainer)

–

- *Erklären, dass heute Technik für den Hund mitgebracht wurde.*
- *Die Besuchten dürfen erfühlen und Ideen entwickeln, wofür das Gerät gedacht ist.*
- *Erklären der Funktionsweise des Gerätes, eventuell gemeinsame Vorbereitung (Abbildung: Befüllen des Leckerlispenders im Gerät, Testen des Auslöseknopfes und Platzieren des Gerätes im Raum sowie des Auslösers bei einem Besuchten)*
- *Dann wird gespielt. Vorher kann erfragt werden, ob gemeint wird, dass der Hund es alleine schafft oder wie ihm geholfen werden kann, diese Aufgabe zu lösen.*
- *Im Fall des abgebildeten Spieles buzzert der Hund, um die Leckerlitrommel im Gerät auszulösen und Leckerlis zu bekommen. Danach wird der Buzzer an die nächste Person weitergereicht. Bei diesem Gerät verfügt der Buzzer über zwei Signale, sodass der Hund auch darauf trainiert werden könnte, diese zu unterscheiden. Bei einem Ton gibt es Leckerlis, bei dem Zettel herausfallen (Bestätigung des Hundes erfolgt dann beim Menschen). Auf den Zetteln könnten z. B. Bilder oder angefangene Reime als Kommunikationsanlass für die Besuchten abgebildet sein.*

V

Es gibt auch elektronische Ballschleudern für Hunde, welche sich gut für einen Einsatz draußen eignen. Das aber nur bei Hunden, welche kontrolliert mit einem Ball spielen können und diesem nicht nur ohne jegliche Signalkontrolle hinterherflitzen.

Feinmotorik (Festhalten), Hand-Hand- sowie Auge-Hand-Koordination (beim Befüllen) sowie Kommunikationsanlass und Handlungsplanung.

Bedingt bei Demenz geeignet, der komplette Ablauf des Befüllens und Auslösens wird im Verlauf der Demenz nicht mehr durchführbar sein. Jedoch kann das reine Fixieren des Buzzers durch Festhalten (vorsichtiges Buzzern des Hundes) oder Fixieren mit den Füßen (bei groben Hunden, da sonst eine Verletzungsgefahr an der Haut besteht) noch sehr lange ggf. mit Unterstützung ausgeführt werden.

Das in den Abbildungen dargestellte Gerät kann man auch so sehr gut z. B. als Bingomaschine oder zum Auswerfen von Zetteln nutzen.

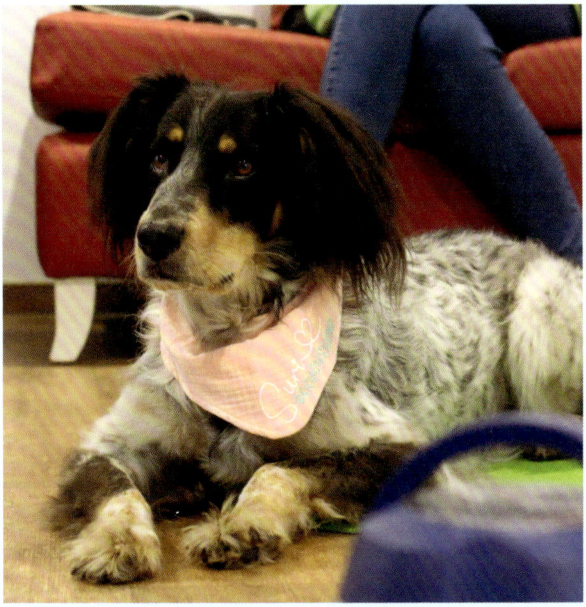

Suri wartet auf ihrer Arbeitsdecke.

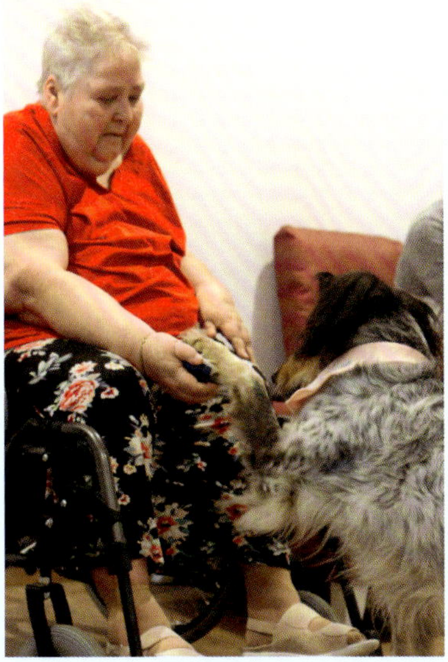

Dann darf vorsichtig gebuzzert werden.

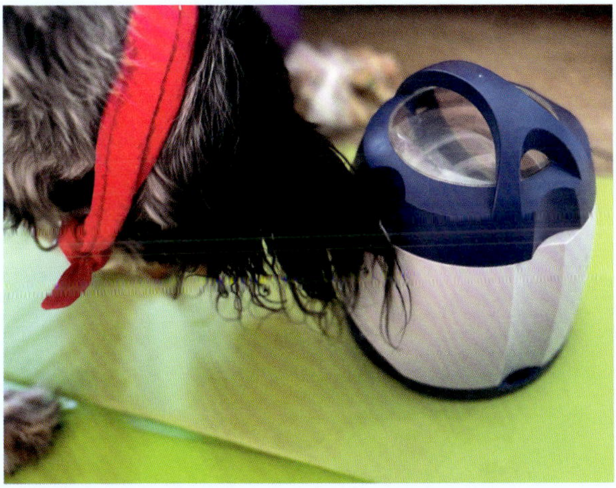

Und die Leckerlis können verspeist werden.

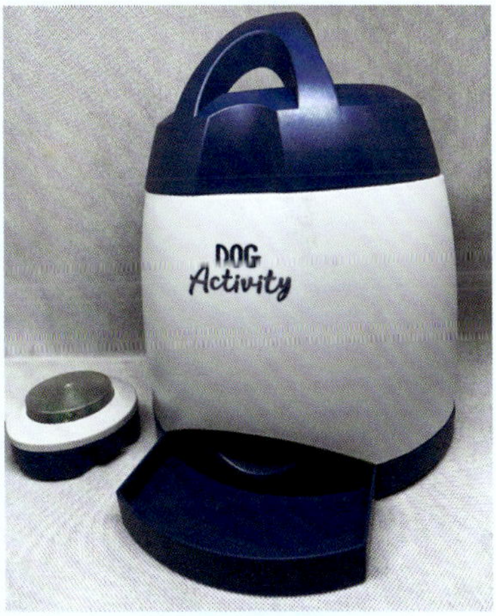

Auch ohne Hund kann man das Gerät gut einsetzen.

Leckerlikatapult

	–
	Klammer, Eisstiel / Holzlegestäbchen, Flaschendeckel, stabile Trägerfläche (z. B. kleines Holzbrett), Heißkleber
	• *Alle Materialien werden laut Abbildung zusammengefügt, das kann ggf. auch mit den Besuchten zusammen erfolgen.* • *Dann darf wieder das entstandene Material erforscht und Ideen zum Einsatz mit Hund entwickelt werden.* • *Es wird erklärt, dass ein Leckerli in den Deckel gelegt werden muss, um es dann zu dem wartenden Hund zu schießen. (Die Leckerlis fliegen einen hohen Bogen, sodass noch kein Hund davon „abgeschossen" wurde, in der Regel ist der Hund sehr schnell in der Reaktion und schnappt sich das Leckerli noch in der Luft.)* • *Dann dürfen die Besuchten die Schleuder reihum ausprobieren.*
V	*Zielschießen auf eine Zielscheibe, eventuell mit leichtem Kopfrechnen. Ist eine bestimmte Punktzahl erreicht, darf z. B. mit dem Hund gespielt werden oder er bekommt ein Leckerli.*
	Handlungsplanung, Feinmotorik, Auge-Hand-Koordination, Kraftdosierung
	Das Zusammenbauen ist nur für fitte Besuchte geeignet. Das Schießen ist bei entsprechender Handmotorik (vorher erkundigen, ob das noch möglich ist) noch lange durchführbar. Eventuell muss es dann parallel vorgeführt oder direkt beim Besuchten über entsprechende Handführung unterstützt werden. Auch das Bereitlegen des Leckerlis im Deckel muss bei vorangeschrittener Demenz bereits übernommen werden, sodass nur der Vorgang des Herunterdrückens und Loslassens ausgeführt werden muss. Oder umgedreht nur das Hereinlegen und das Drücken führt der Besucher durch.
	In der Variation auch ohne Hund spielbar, die Leckerlis oder ein bestimmtes Spiel kann man sich so für den nächsten Besuch „erarbeiten".

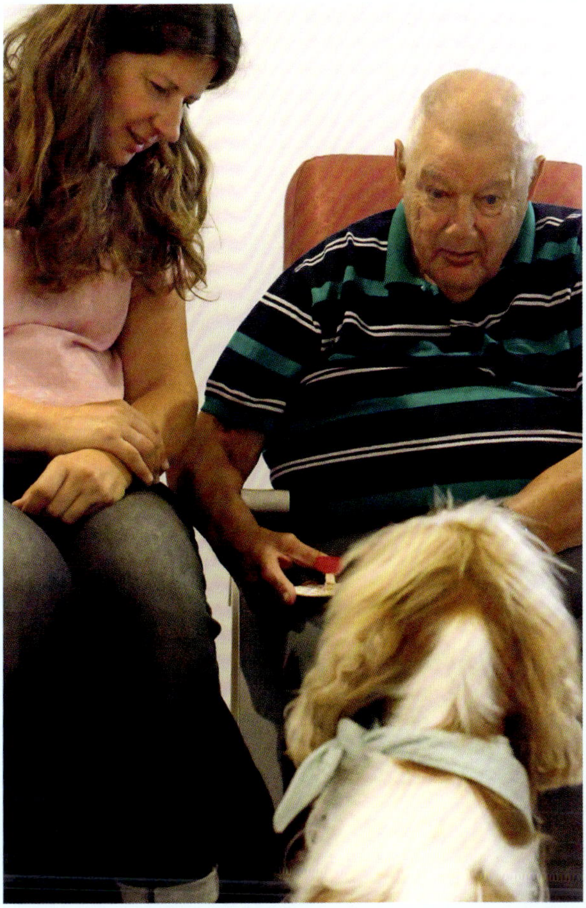

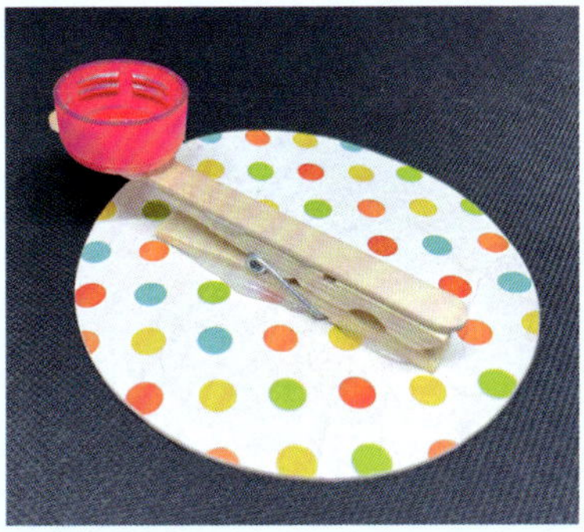

Die Leckerlischleuder, schnell kostengünstig hergestellt.

Gut zielen, dann kann Elmo das Leckerli gleich gut aus der Luft fangen.

Sortierspiele

	Material zum Sortieren nach Farben oder Kategorien (z. B. Leckerlis, Hundezubehör, Bilder von Hunderassen nach Farbe oder Größe, Hundespielzeug, etc.)
	Spielzeug kann nach Kategorien selber genäht werden.
	• *Das Material wird vor dem Besuchten auf dem Tisch ausgebreitet, er soll erstmal benennen, was vor ihm liegt.* • *Dann kommt der Auftrag es zu sortieren (z. B. Kuscheltiere oder Leckerlis nach Farben. Oder noch schwerer: zwei Kategorien zu trennen etwa Hundespielzeug von Hundepflegeutensilien.)* • *Nach dem Sortieren kann der Hund z. B. ein Leckerli oder ein Spiel mit dem sortierten Material bekommen.*
V	*Auf den Abbildungen sieht man eines meiner Lieblingsmaterialien, das „Ruff House“. Eine Hundehütte mit verschiedensten Knochen zur haptischen (hart, pieksig, weich, glatt) und optischen (Farben) Aktivierung. Alle Knochen gibt es zwei Mal. Ich lege immer einmal alle Farben auf den Tisch und die anderen sind im Haus. Fitte Bewohner greifen herein, fühlen und vermuten, welchen Knochen sie in der Hand halten, bevor sie ihn herausholen. Bewohner mit Demenz holen den Knochen gleich heraus und sortieren ihn zu dem passenden Knochen auf dem Tisch. Vor dem Ablegen lasse ich mir in beiden Varianten erzählen, wie sich der Knochen in der Hand anfühlt, wenn er draußen ist, auch wie er aussieht. Erinnert er vielleicht an etwas von früher (Wolle, Cord, Seide)? Zudem habe ich zu den kleinen Knochen immer noch zwei, drei Spielknochen meiner Hunde in den Farben der kleinen Knochen dabei. Zieht ein Besuchter einen Knochen, zu dem es auch einen großen Knochen der gleichen Farbe gibt, darf dieser geworfen oder versteckt und apportiert werden.*
	Muster erkennen, Zuordnungen herstellen, Kommunikation, Feinmotorik
	Sortierübungen sind sehr lange durchführbar, auch wenn man am Ende vielleicht nur noch mit zwei unterschiedlichen Kategorien und zwei Materialien arbeitet (z. B. ein grünes und ein gelbes Leckerli).
	Auch hier kann man ohne Hund schon einmal für das nächste Treffen „vorsortieren“ lassen.

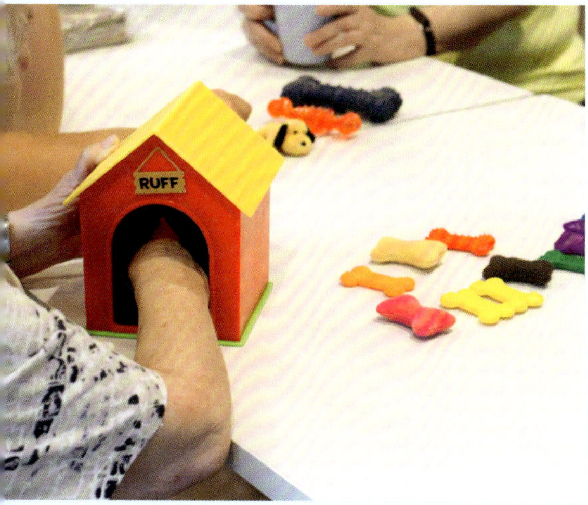

Reingreifen, fühlen und...

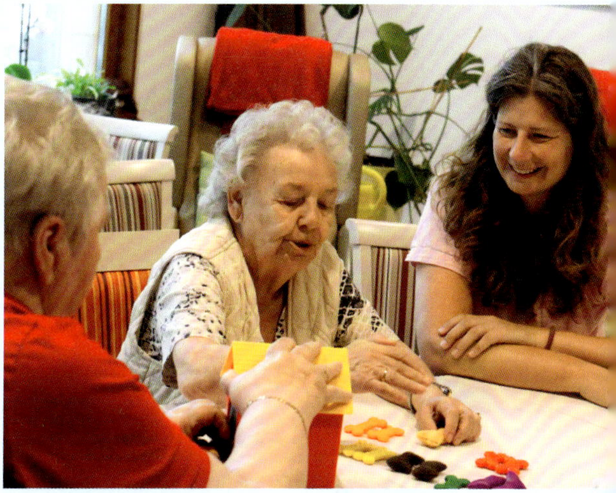

... richtig zuordnen, dabei gibt es viele Anlässe zur Kommunikation.

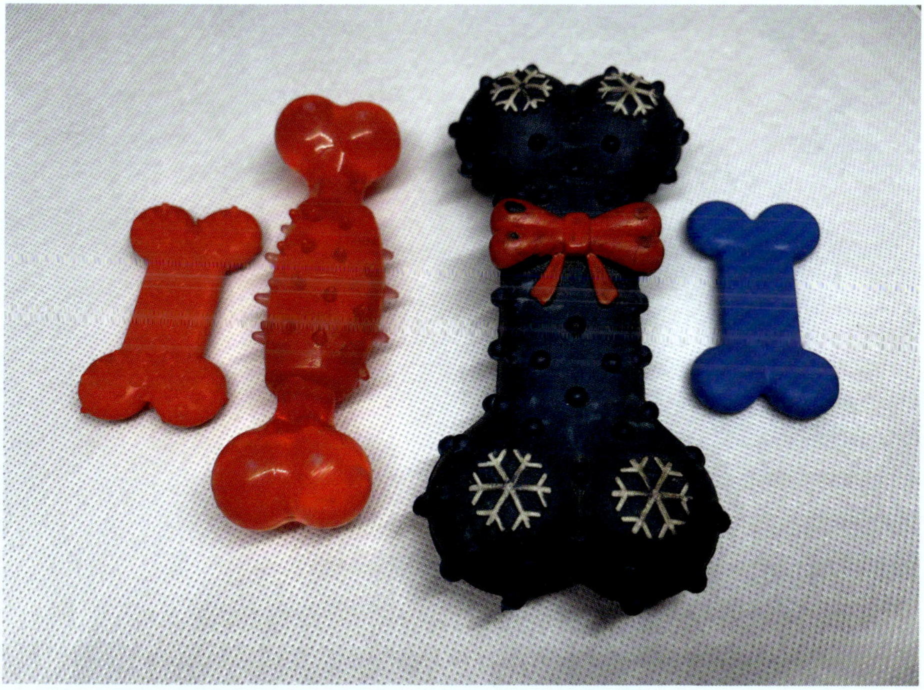

Wird bei mir ein blauer oder roter Knochen gezogen, darf mein Hund seinen großen Hundespielknochen der gleichen Farbe suchen und apportieren.

Brückenmethoden

	Schuhanzieher, Löffel, Poolnudel, Frisbeescheibe, Silikontopflappen, Schläuche, Becher, Handschuh, Socke, etc. – alles, womit der Besuchte den Hund füttern kann, ohne ihn selber anfassen zu müssen. Denn das Typische an Brückenmethoden ist, dass sie eine Brücke zwischen Besuchtem und Hund herstellen. *(vgl. Otterstedt 2007, S. 369).*
	Aussortierte oder umfunktionierte Alltagsdinge, die nicht extra gekauft werden müssen (siehe auch oben).
	• *Der Besuchte darf das Material erkunden und kann vielleicht auch seine ursprüngliche Bedeutung erkennen.* • *Dann darf gefüttert werden.*
V	–
	Auge-Hand-Koordination, Feinmotorik, Kraftdosierung
	Mit Unterstützung ist diese Methode auch bei einer fortgeschrittenen Demenz gut durchführbar.

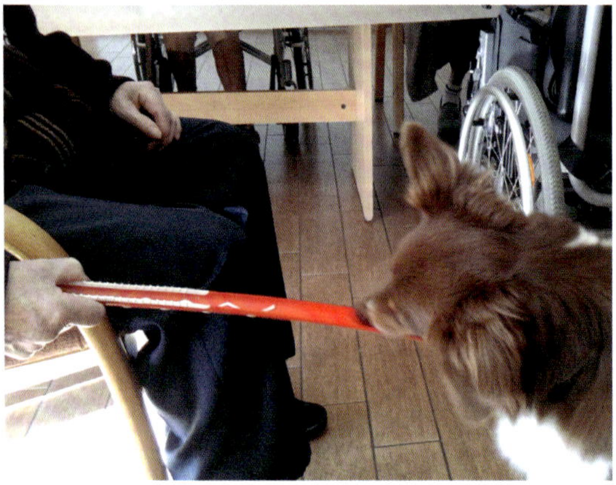

Brückenmethoden gibt es viele, ob mit dem Schuhanzieher, …

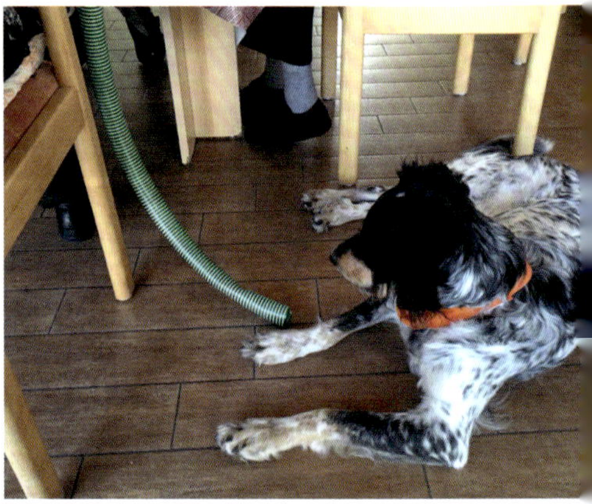

einem Pumpenschlauch ,…

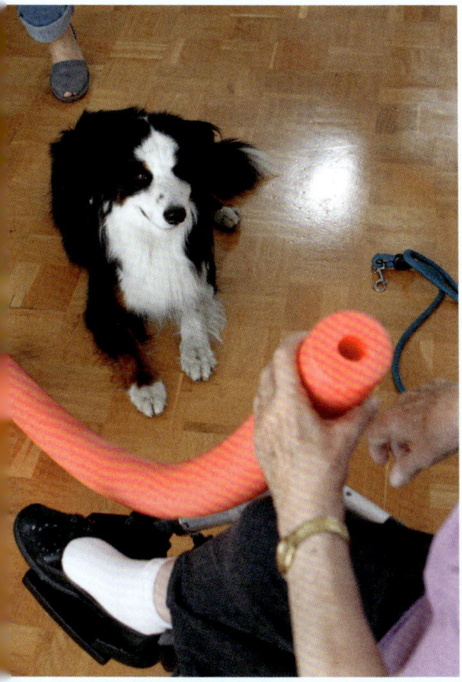

einer Poolnudel, …

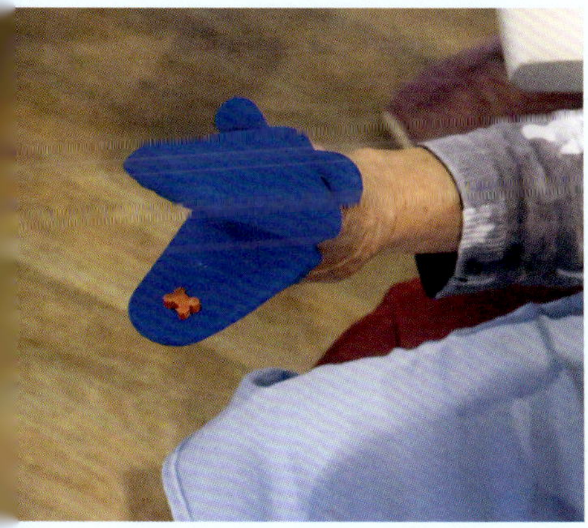

einem Silikontopflappen …

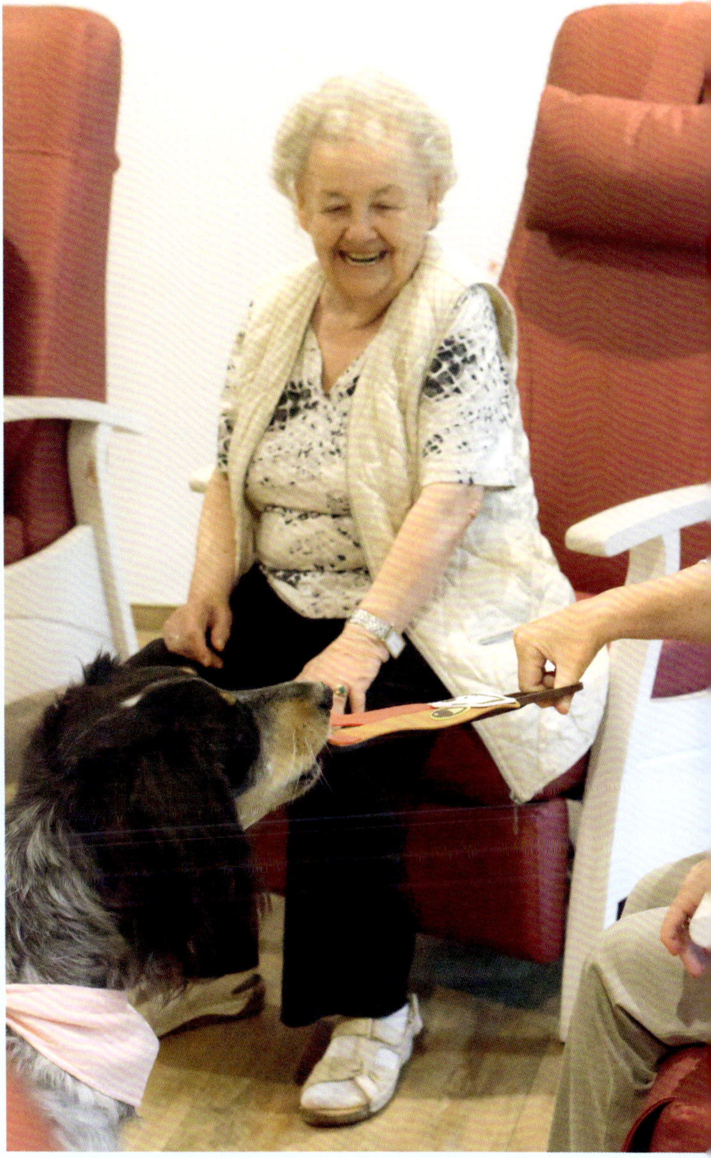

… oder auch einer Grillzange (hier mit Moosgummi als Hund umgestaltet) – die Möglichkeiten sind vielfältig.

Sandcase

	Laminierte(s) Foto(s) vom Hund oder Hundezubehör etc. und eine wasserdichte Tabletthülle sowie eine Füllung (Vogelsand, Reiskörner, Linsen, feines Heu, etc. werden benötigt.
	Alles wie auf der Abbildung zusammenfügen.
	• *Dem Besuchten das Material zum Erkunden auf den Tisch oder Schoß legen. Kann er benennen, aus was die Füllung ist?* • *Nun soll die Füllung durch Bewegen der Hülle beiseite geschoben werden und benannt werden, was zu sehen ist.*
V	*Mit Duschgel als Füllung ist das Bild zwar auch so zu sehen, dieses regt aber besonders zum Schieben und Umherfahren auf dem Material an und kann daher beruhigend wirken.*
	Feinmotorik, Auge-Hand-Koordination
	Das Material hat einen hohen Aufforderungscharakter bis in das fortgeschrittene Demenzstadium hinein. Dass am Ende das Bild im Inneren betrachtet und wenn möglich noch benannt werden soll, muss ggf. durch Anleitung unterstützt werden.
	Hier ist kein aktiver Hund nötig, auch ohne anwesenden Hund kann über das Bild ein schöner Bezug zu diesem geschaffen werden.

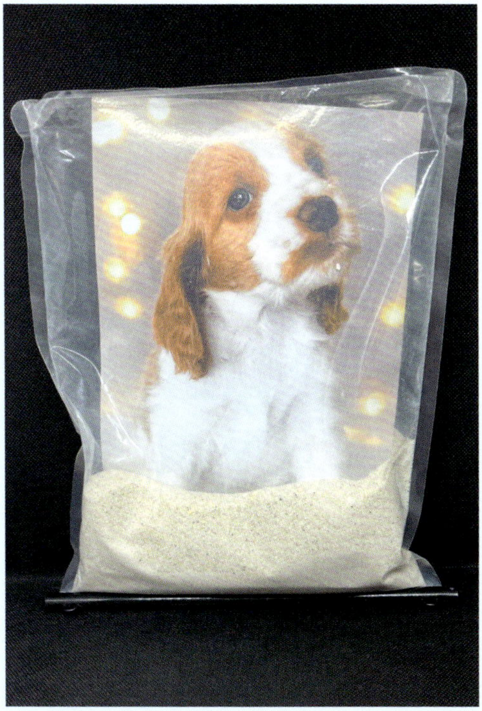

Ein leicht herzustellendes Material mit hohem Anforderungscharakter.

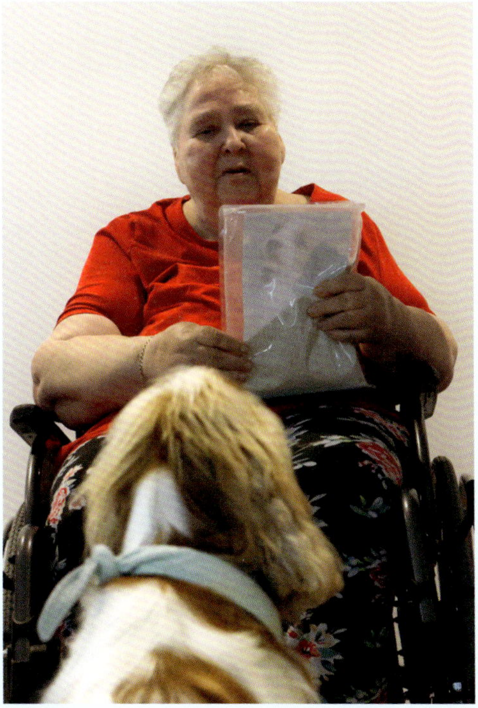

Vergleichen – ist das Elmo auf dem Bild in meinen Händen?

Puzzle

	Hundepuzzle aus dem Fachhandel oder online selber erstellt.
	Puzzle aus laminiertem Foto oder einem Mauspad (einfache Ausführung, online selber erstellen, ohne verstärkte Oberfläche). So kann auch die Teileanzahl selbst gewählt werden.
	• *Legen Sie das Puzzle vor die Besuchten.* • *Animieren Sie dazu, das Puzzle zusammenzulegen.* • *Beginnen Sie ein Gespräch über das Bild auf dem Puzzle und inwiefern das Puzzeln selber für den Besuchten wichtig war.*
V	*Man könnte auch darüber nachdenken, selber Puzzles aus Fotos des Hundes oder Bildern aus Zeitschriften zu erstellen.*
	Auge-Hand-Koordination, Handlungsplanung, Biografiearbeit
	Bei den meisten der heutigen Senioren ist das Puzzeln als eine frühe Erfahrung seit der Kindheit fest im Langzeitgedächtnis verankert, also eine lang abrufbare Handlung. Angepasst werden sollte hier nur die Teileanzahl, welche im fortgeschrittenen Stadium auch bei nur zwei, drei oder vier Teilen liegen kann. Hier bieten sich dann selber erstellte Puzzles an, während man am Anfang auch noch gut auf die kommerziellen Puzzles zurückgreifen kann.
	Toller Hundebezug über ein Bild des Hundes auf dem fertigen Puzzle.

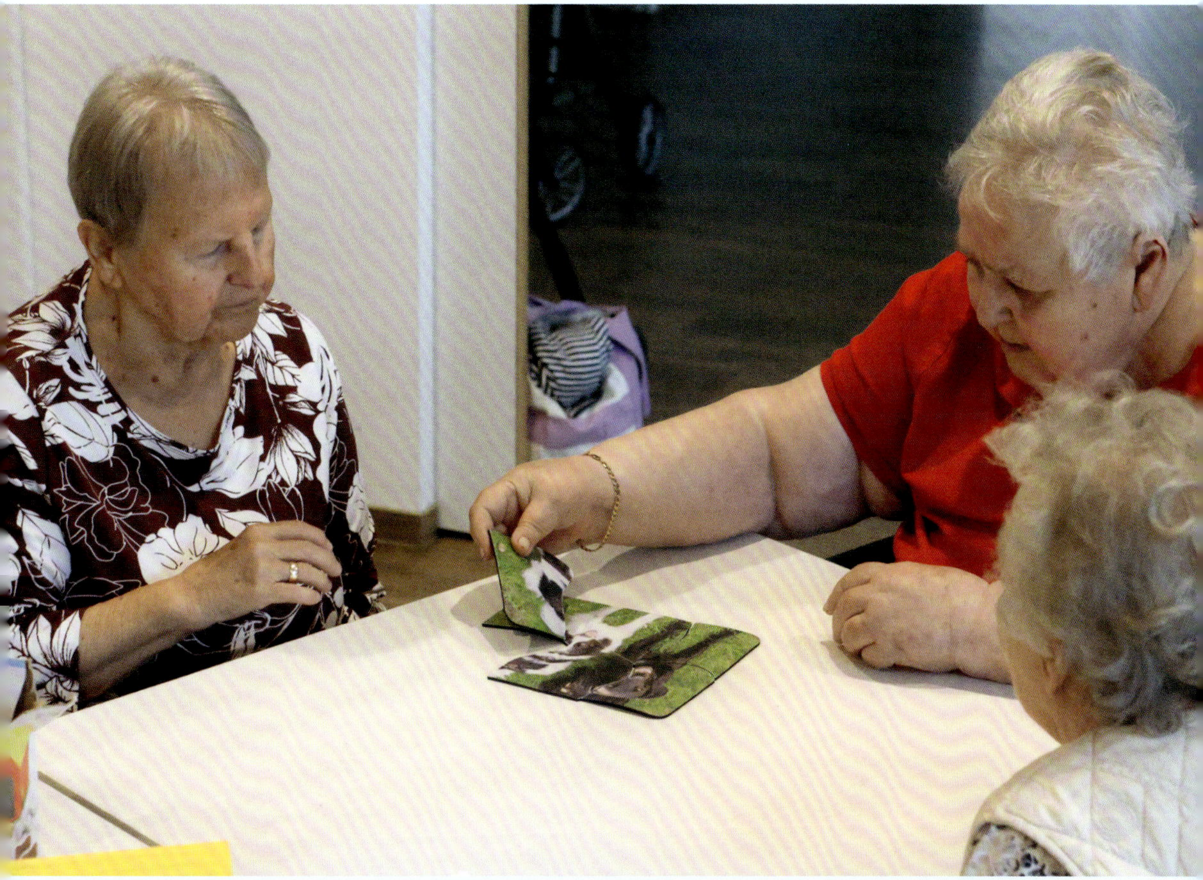

Ein Sechsteile-Puzzle aus einem haptisch sehr angenehmen Mauspad konnte hier noch gut gelöst werden.

Suchkorb

	Schnüffeldecken aus dem Fachhandel.
	Ein Plastik-/Rattan-/ oder Weidenkorb passend zur Größe des Hundes sowie Lappen oder Stoffreste, welche zu Streifen geschnitten und in dem Korb verknotet werden. Fitte Bewohner (Handmotorik) können diesen noch selber herstellen.
	• Der Besuchte bekommt das Material wie immer zum Erkunden und soll Ideen zum Einsatz entwickeln. • Es wird erklärt, dass dem Hund ein kleines Leckerli in dem Korb versteckt werden soll, welches er dann suchen darf. • Der Besuchte versteckt das Leckerli im Korb und hält den Korb zum Suchen auf seinem Schoß oder zwischen seinen Beinen fest. Dann darf der Hund auf sein Signal hin die Suche beginnen.
V	Suchdecken, siehe nachfolgende Idee.
	Feinmotorik, haptische Aktivierung, Auge-Hand-Koordination
	Das Verstecken ist über ein Vorzeigen oder schrittweises Unterstützen sehr lange möglich.
	Auch ohne anwesenden Hund können kleine Hundeutensilien in dem Korb versteckt werden, welche dann die Besuchten herausholen und darüber ins Gespräch kommen.

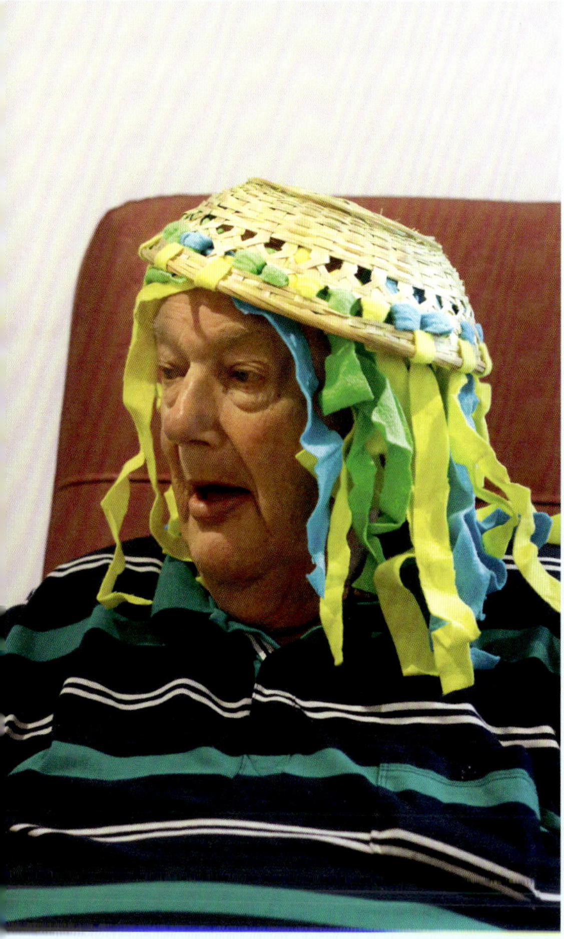

Hier wurde eine eigne Idee gefunden, den Korb zu nutzen und alle hatten Spaß!

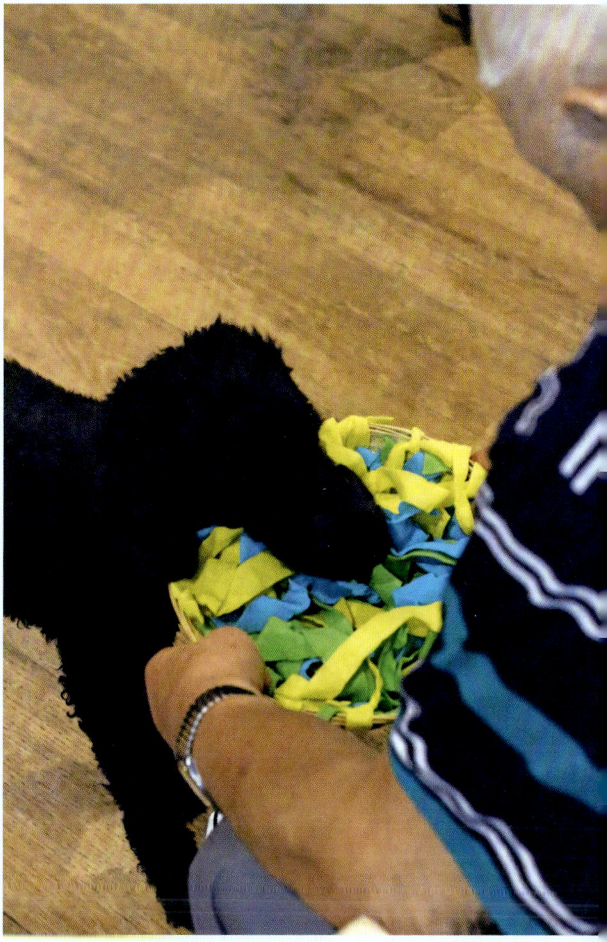

Nun aber, wofür der Korb eigentlich gedacht ist – Emma darf suchen.

Suchdecke

🛒	Suchdecken / Schnüffelteppiche aus dem Fachhandel
✂	Diese kann man mit etwas Begabung auch gut selber nähen.
↻	• Der Besuchte bekommt die Decke zum Erkunden auf den Schoß und soll Ideen zum Einsatz entwickeln. • Es wird erklärt, dass es auf der Decke mehrere Möglichkeiten zum Verstecken von Leckerlis gibt, welche der Hund danach suchen darf. • Der Besuchte versteckt ein Leckerli, gerne auch zwei oder drei (merken wo). • Dann wird die Decke gut sichtbar für alle auf den Boden gelegt und der Hund darf suchen.
V	Siehe S. 172 Suchkorb.
✋	Feinmotorik, haptische Aktivierung, Auge-Hand-Koordination
💡	Das Verstecken ist über ein Vorzeigen oder schrittweises Unterstützen sehr lange möglich. Die Suchdecken bieten sehr Auswahl, diese muss im Verlauf der Krankheit eingeschränkt werden, um nicht zu überfordern. Am Ende sollte man direkt auf das Versteck zeigen, welches benutzt werden soll.

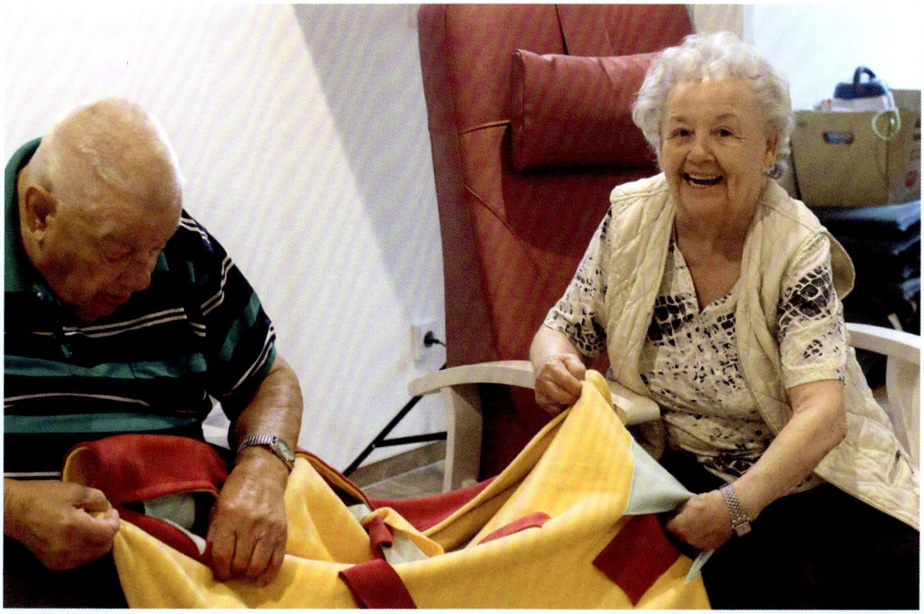

Selbstgenähte Decke erkunden, dann verstecken….

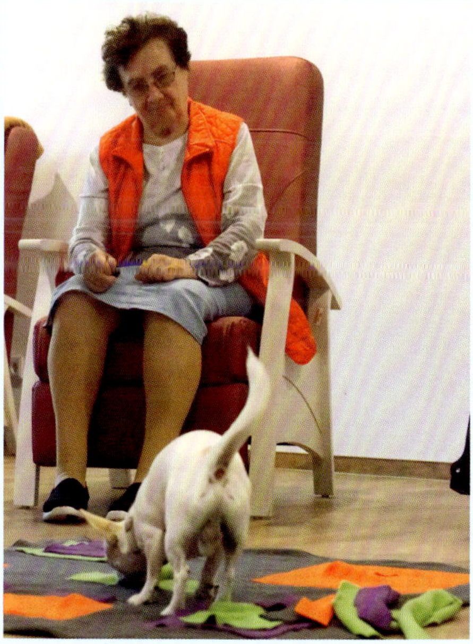

Und nun darf auf dieser gekauften Decke (Knauder´s Best) gesucht werden.

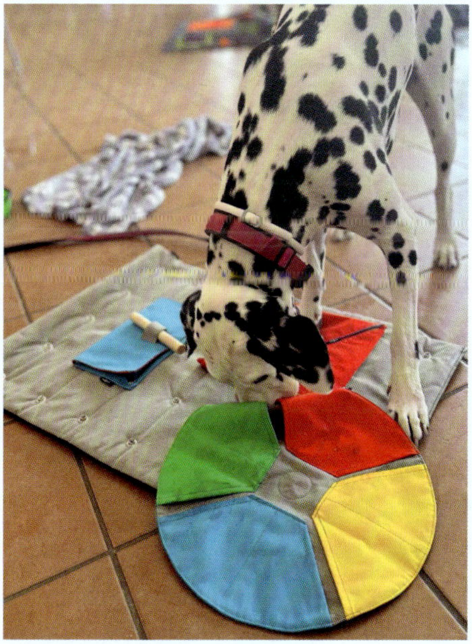

Die Buster Activity Mat übersteht auch grobe Suchen ohne Schaden, zudem wird hier mit vier kontrastreichen Farben gearbeitet, was älteren Augen sehr entgegenkommt.

Wer ist es?

	Typisches Tierzubehör aus dem Fachhandel (Hufkratzer, Katzenspielzeug, Heu, Vogelmiere, etc.)
	Fell verschiedener Tierarten, inklusive Fell des Besuchs-/Therapiebegleithundes.
	• *Das Material wird auf den Tisch gelegt.* • *Die Besuchten werden sich automatisch damit beschäftigen und erste Ideen äußern, um welche Tiere es sich handelt bzw. für welches Tier welches Zubehör gedacht ist.* • *Stellen Sie nun offiziell die Frage, um welche Tiere es sich handeln könnte. Wird auch der Besuchs-/Therapiebegleithund herausgefunden?* • *Fangen Sie dann ein Gespräch dazu an, wann im Leben die Besuchten vielleicht Kontakt zu diesen Tieren hatten.*
V	*Fell-Bild-Memory, zu jeder Fellprobe gibt es ein Bild mit der passenden Tierart, diese beiden müssen dann richtig zugeordnet werden.*
	Ganzheitliche Förderung (visuell, taktil, olfaktorisch), Biografiearbeit
	Eine lange anwendbare Übung, da das Langzeitgedächtnis angesprochen wird. Im Verlauf der Krankheit kann eine Visualisierung der Tiere durch Bildkarten unterstützend sein, denn auch wenn man das Tier nicht mehr benennen kann, so kann man dann darauf zeigen.
	Eine sehr gute Übung ohne aktiven Hund.

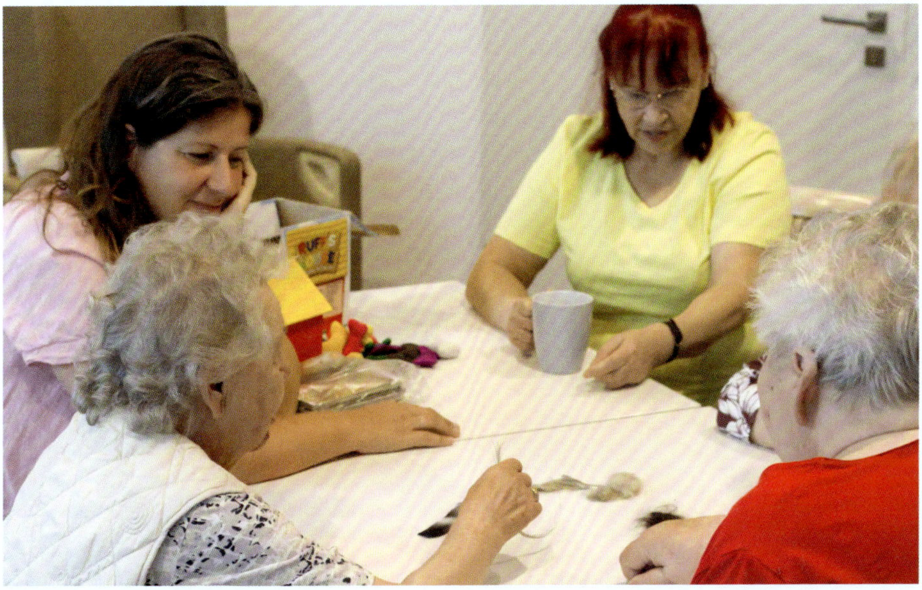

Bei dieser Übung geht es darum, zu erfühlen, zu riechen und miteinander ins Gespräch zu kommen.

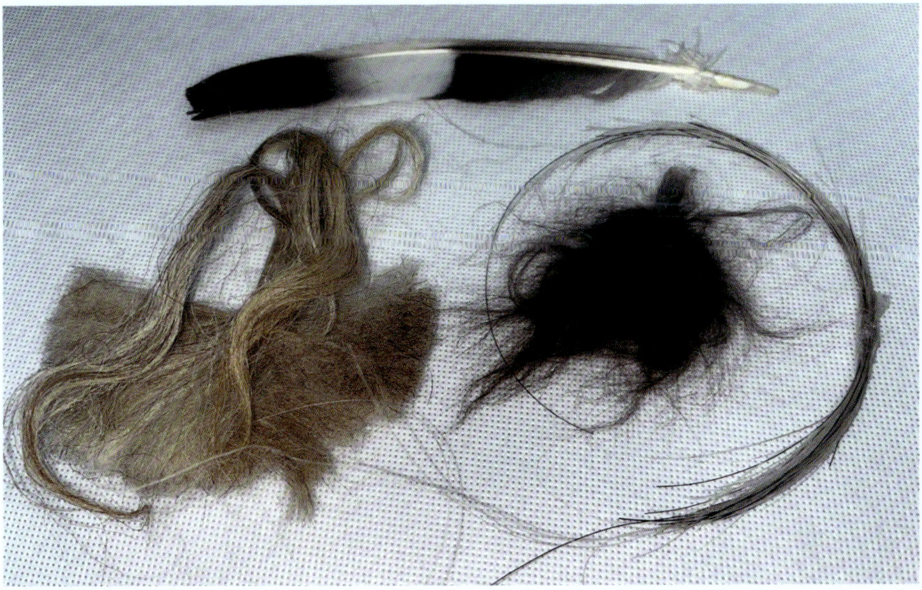

Eine kleine Auswahl an Möglichkeiten – hier sind es Hundefell, Schweifhaar, Schafwolle und eine Feder.

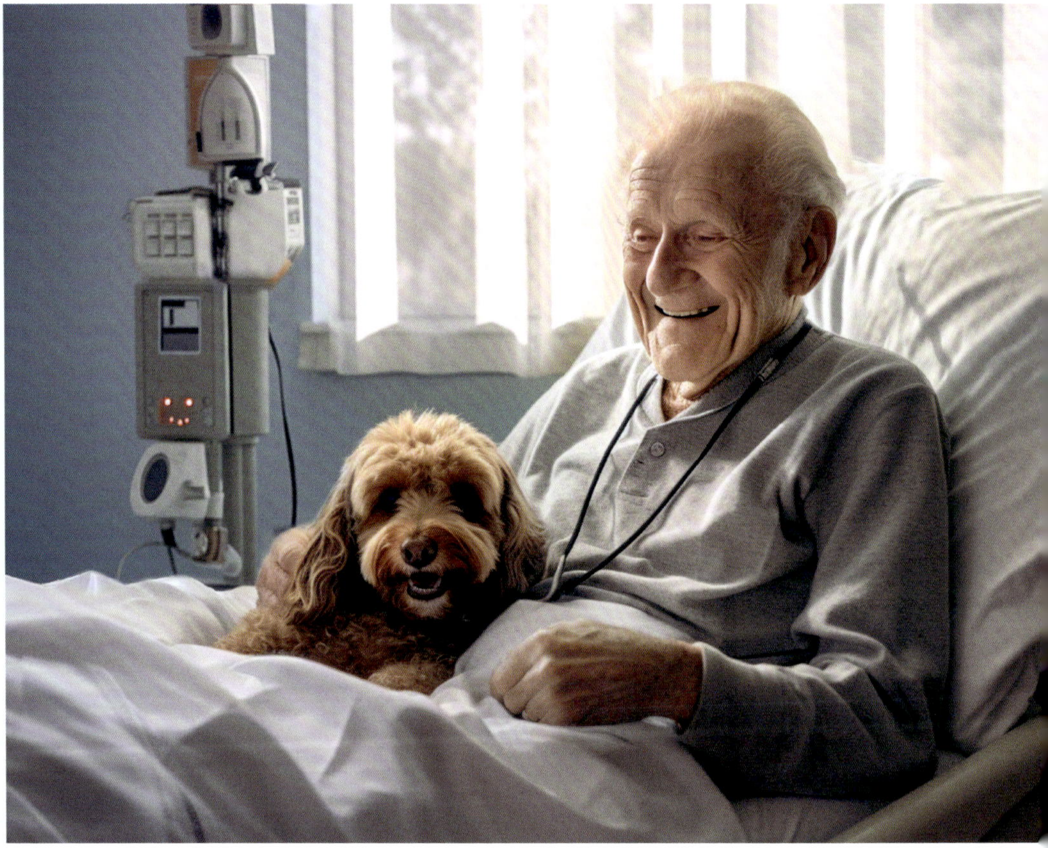

6. Besuche bei bettlägrigen und komatösen Bewohnern

Natürlich kann man ohne Hund leben – es lohnt sich nur nicht.
(Heinz Rühmann)

Und warum sollte man nach einem Leben als Hundefreund im Seniorenheim auf Hundebesuch verzichten müssen, nur weil man immobil geworden ist? In Seniorenheimen und anderen Pflegeeinrichtungen befinden sich auch immer Personen, welche dauerhaft im Bett verweilen müssen. Teilweise ist hier noch eine Kommunikation möglich, bei einigen verrät nur eine feine Beobachtung, wie die jeweilige Stimmungslage ist. Besuche bei diesen Personen stellen eine große Herausforderung für das Mensch-Hund-Team dar. Die folgenden Seiten sollen den Respekt vor solchen Begegnungen etwas abbauen, denn gerade für solche tierlieben Personen, welche regelmäßig Hundebesuch bekommen, ist der Nutzen sehr hoch.

Die Macht der Berührung

Berührungen und der Wunsch nach Nähe sind ein zentraler Aspekt des menschlichen Lebens. In stationären Einrichtungen kann dieses Bedürfnis in der Regel nicht ausgelebt werden. Zum einen ist da der enge Zeitplan des Pflegepersonals, zum anderen lädt die faltige, runzlige Haut der älteren Menschen nicht gerade zum Berühren ein. Besonders hart trifft es dann diejenigen, welche nur noch im Bett liegen können. Oftmals zeigt sich der Wunsch nach Berührungen im Händeausstrecken nach im Raum anwesenden Personen, durch das Reiben der am Rollstuhl befestigten Tischplatte und dem Streicheln von Kleidung, Stoffsäcken oder Kuscheltieren, dem sogenannten „Nesteln". Hier bieten Bettenbesuche durch Hunde ein großes Potenzial. Um dieses jedoch richtig einsetzen zu können, sollten einige Richtlinien zum Einsatz von Bettbesuchen beachtet werden *(nach Bowlby Sifton, 2008, 179 ff.)*:

- Erkundigung über die kulturellen und sozialen Hintergründe des Besuchten. Wenn ein Hund aus hygienischen Gründen nie in das Bett durfte und sowieso in den Zwinger gehört, warum sollte so etwas auf einmal von der Person toleriert werden? Hier kann der Tierbiografiebogen eine große Hilfe sein.

- Langsames Herantasten in kleinen Schritten, dabei sollte genau auf die Reaktionen der besuchten Person geachtet werden. Sobald eine Reaktion der Ablehnung erfolgt, sollte der Besuch abgebrochen werden. Das Personal kennt seine Bewohner, in Zusammenarbeit mit diesem ist es auch für Laien leicht, diese Ablehnung zu erkennen.

- Berührungen sollten liebevoll und einfühlsam, nicht zögerlich, ängstlich oder unter Zeitdruck sogar grob erfolgen.

- Ort der Berührung: Die Berührung der Hand ist vertraut und wenig bedrohlich. Wenn es dort akzeptiert wurde, kann man sich vorsichtig an den Arm und die Schulter herantasten. Berührungen am Kopf sind sehr intim und können schnell als zudringlich empfunden werden, davor unbedingt abklären, ob es förderlich ist!

- Angemessene Berührungen selber zulassen. Es kann sehr wohltuend sein, wenn man selber am Arm berührt, oder einem zart die Wange gestreichelt wird. So können die Besuchten noch ihre Dankbarkeit zeigen.

- Sensibilitätsdefizite erfragen, oft existiert nach einem Schlaganfall eine Halbseitenlähmung, dann immer über die nicht betroffene Seite beginnen. Später kann dann auch mit der anderen Seite gearbeitet werden, um die gelähmte Seite mit einzubeziehen.

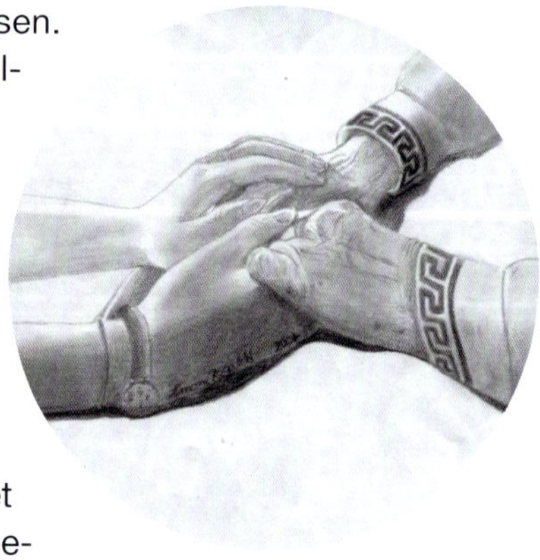

Die Macht der Berührung.

Möglichkeiten und Gestaltung von Bettbesuchen

Bevor Bettbesuche durchgeführt werden, muss abgeklärt werden, ob diese gewünscht sind. Hier ist es empfehlenswert, wenn am Anfang eine Fachkraft der Einrichtung dabei ist, da diese die Reaktionen der Bewohner kennt und einschätzen kann. Es gibt bei dieser Präsenz-Methode des Hundes vor, neben oder auf dem Bett drei Personengruppen:

Kommunikation ist möglich

Bei Besuchten, welche sich noch selbst verständigen können, sollte der Hund beim ersten Kontakt auf einem Stuhl neben dem Bett platziert werden. So kann ein erster ruhiger Kontakt hergestellt werden und die Person das Voranschreiten des Bettenbesuches selber bestimmen.

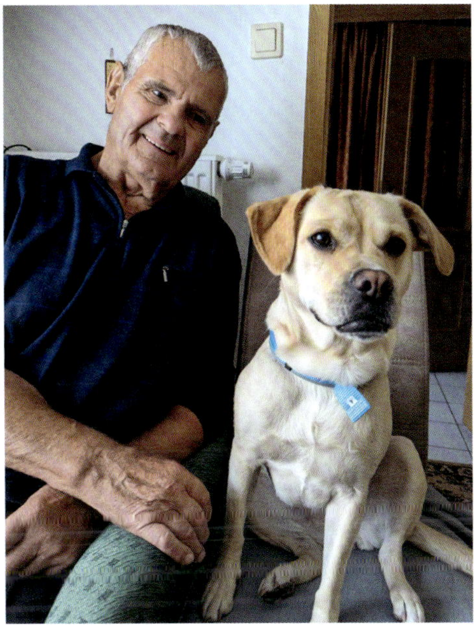

Nicht nur am Bett, auch neben sitzenden Besuchten kann ein Stuhl die Distanz zwischen Hund und Mensch verringern (wenn der Hund jederzeit die Option hat, den Stuhl verlassen zu können).

Nonverbale Kommunikation ist möglich

Wenn keine offensichtliche Kommunikation mehr möglich ist, sollte man auf kleine feine Zeichen des Besuchten achten. Eventuell ist noch ein Ja-Nein-Code, zum Beispiel über die Augen, möglich. Hier schließt ein Betroffener auf Ja-Nein-Fragen hin die Augen als Bejahung, kein Reaktion bedeutet „Nein". Diese Codes sind sehr individuell (auch über Händedruck oder Laute möglich), daher ist eine Erkundigung notwendig! Hier immer genug Zeit geben, da Antworten oft verzögert erfolgen.

Zu Beginn eines Besuches sollte der Hund wieder auf einem Stuhl neben dem Bett platziert und die Reaktionen des Besuchten abgewartet werden. Dann kann man sich langsam auf das Bett vorarbeiten.

Keine Kommunikation möglich

Wenn eine Kommunikation nicht mehr möglich ist, erfährt man über Verwandte und die Betreuungsakte oder den Tierbiografiebogen, ob Hunde gemocht werden. Beim ersten direkten Kontakt in Zusammenarbeit mit einer Fachkraft des Hauses merkt man an eventuellen Lauten, Weinen vor Freude, Blickfixierung aus Interesse, verändertem Atemrhythmus oder Händen, die sich entkrampfen und leicht führen lassen, ob der Hundebesuch von dem Besuchten als positiv empfunden wird. Wenn eine Handführung möglich ist, sollte der erste Kontakt auch auf einem Stuhl neben

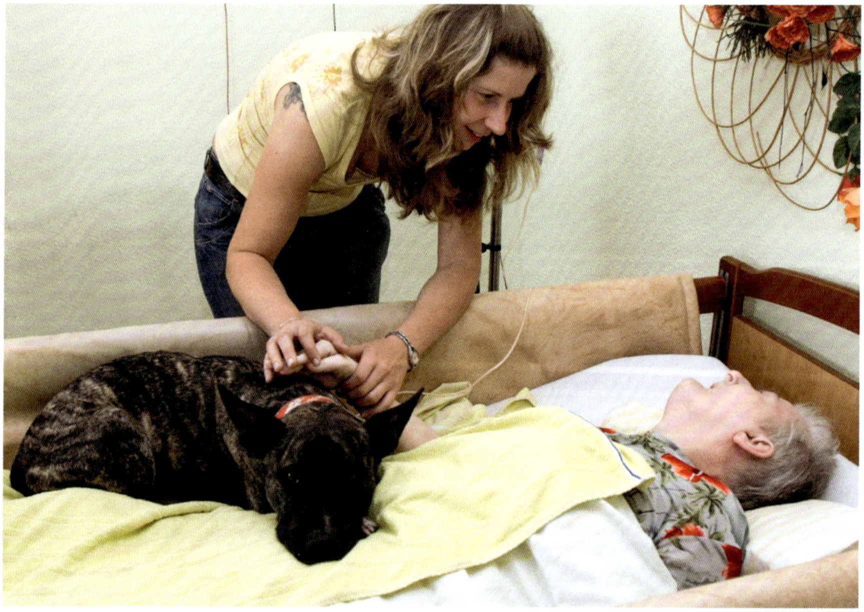

Bettbesuch mit unbedrohlicher Lagerung auf Hüfthöhe.

dem Bett stattfinden, indem die Hand des Besuchten über das Hundefell geführt und Blickkontakt ermöglicht wird. Ist das nicht möglich, sollte der Hund beim ersten Kontakt etwa auf Hüfthöhe des Besuchten platziert werden, um genügend Abstand zum Gesicht zu wahren und keine Angst zu verursachen. Wird dieser Erstkontakt gut angenommen, kann der Hund sich weiter höher platzieren werden.

Tipps zum Besuchsablauf

Die erste Aktion ist nach dem Betreten des Zimmers ist die Begrüßung des Besuchten. Ist diese nicht nach normalen Regeln möglich, sollte die sogenannte Initialberührung stattfinden – dabei berührt man die Person sanft an Hand, Arm oder Schulter, sucht Blickkontakt (auch wenn dieser nicht erwidert wird) und begrüßt die Person mit einer Begrüßungsfloskel in ruhiger Stimmlage. Die Begrüßung schon vor der Berührung anfangen, damit die Person nicht erschreckt.

Danach sollten ein eventuell laufender Fernseher oder Radio leise gestellt werden. Solche Schritte auch immer kommentieren, um mit dem Besuchten in Verbindung zu bleiben. Zurück am Bett wird die Hundedecke auf das Bett gelegt, gefragt, ob der Besuchte heute Lust auf einen Hundebesuch hat und dann der Hund auf dem Bett platziert. Wenn kein eigenständiges Streicheln möglich ist, sollte die Hand des Besuchten behutsam ergriffen und über das Hundefell gestrichen werden, auch hier wieder alle Schritte in ruhiger Stimme ankündigen.

Personen, die lange im Bett liegen, sind oft verkrampft. Davon nicht abschrecken lassen! Die Hand nur so weit führen, wie es der Aktionsradius zulässt! Nach kurzer Zeit merkt man, wie eine Entkrampfung stattfindet und die Hand sich weiter bewegen lässt. Das ist auch ein Zeichen, dass der Besuch als angenehm empfunden wird. Kommt es nicht zu einer Entkrampfung, sollte abgeklärt werden, ob der Besuch wirklich positiv für die Person ist. Idealerweise hat man nach kurzer Zeit das Gefühl, dass die Person mitarbeitet und versucht die Hand selbst zu führen oder es werden die Augen geöffnet, es wird angefangen zu erzählen (oftmals unverständliche Dinge). Wenn ein solches positives Feedback stattfindet, kann auch der Aktionskreis des Hundes vergrößert werden: Kleine Hunde kann man frei auf dem Bett herumlaufen lassen (Decke nicht vergessen!), es können Leckerlis oder Spielzeug in der Hand oder auf dem Bett nah am Körper des Besuchten versteckt werden. Wenn der Besuch wirklich toleriert und Vertrauen zum Hund aufgebaut ist, kann auch ein Leckerli oder Spielzeug im Schulter-Nackenbereich platziert werden. Hier findet eine sehr nahe, stimulierende Begegnung zwischen Mensch und Hund statt – da der Hund mit seiner nassen kalten Nase, seinem Eigengeruch, dem Schnuppergeräusch und mit den Kaugeräuschen beim Leckerliverspeisen die olfaktorischen (Geruch), auditiven (Gehör), taktilen (Tasten) und visuellen (Sehen) Sinne des Besuchten anspricht.

Das geht auch mit Hundeutensilien wie Halsband, Leine, Bürste, Ball, denn wenn die Besuchten es vielleicht nicht mehr sehen können, so ist wenigstens ein Erfühlen möglich. Wichtig ist hier die verbale Beschreibung jeden Handlungsschrittes, so weiß der Besuchte, was gemacht wird und warum – so entsteht Vertrauen!

Leichte Berührungen wirken hier stimulierend, feste beruhigend. Je nach Besuchssituation sollten die Berührungen darauf abgestimmt werden.

Eine feste Berührung kann auch ein kleiner Hund darstellen, der kontrolliert über den Körper des Besuchten läuft. Vorher muss jedoch sichergestellt werden, dass sich keine schmerzverursachenden Sonden, Zugänge oder Wunden unter der Kontaktstelle befinden.

Zum Ende des Besuchs wird sich verabschiedet, hier wenn nötig auch mit Initialberührung. Fernseher oder Radio sollten gegebenenfalls wieder laut gestellt werden.

Bettbesuche verlangen dem Mensch-Hund-Team viel Energie und hohe psychische Belastbarkeit ab. Man bekommt aber auch sehr viel zurück, wenn man sich an den kleinen Erfolgen erfreuen kann. Am Anfang ist es immer eine sehr befremdliche Situation, in der man sich schnell hilflos fühlen kann, daher ist eine Begleitung durch eine Fachkraft nur zu empfehlen.

Den beste Tipp, den ich für Bettbesuche geben kann, möchte ich mit einem Zitat geben: „Ich finde es sehr schön, dass Sie so normal mit meiner Frau umgehen." Ich empfinde diesen Satz, den der Ehemann der Frau auf dem vorigen Bild nach Beobachtung eines Besuches zu mir sagte, als „goldene Regel“ für Bettbesuche: Man sollte immer ganz normal sein, in ruhiger Stimmlage von der letzten Woche erzählen, vielleicht auch etwas ansprechen, was weniger schön war, was der Hund vielleicht so angestellt hat. Sprechen Sie die Person bitte auch respektvoll als Person an, oft wird die Kommunikation noch verstanden und dann möchte ein erwachsener Mensch nicht wie ein Kind behandelt werden! Die Besuche sollten genutzt werden, um zu erzählen, es können auch gezielt Themen aus der Biografie des Besuchten angesprochen werden. Man sollte nicht nur den Hund mitbringen, sondern auch bereit sein, mit Worten Bilder von der aktuellen Umwelt für den Besuchten zu schaffen – dafür hat er nur noch uns, seine Mitmenschen.

Es ist mir an dieser Stelle noch einmal wichtig, den Hund in dieser Interaktion anzusprechen. In meiner Erfahrung als Ausbilderin habe ich selten Hunde erlebt, welche wirklich als „Betthund“ außerhalb der eigenen vier Wände geeignet waren. Vielleicht war es einer von zehn, das ist aber schon viel. Der Einsatz im Bett sollte (idealerweise im Pflegebett) vor den Einsätzen ausgiebig geübt werden, wenn man eine Eignung des Hundes dafür erkennt. Mag der Hund es nicht, wird er auch kein Bettenhund! Ich baue zuerst immer das Sitzen auf einem Stuhl oder Hocker auf, von welchem der Hund dann später in das (auf gleicher Höhe eingestellte Bett) hinüberlaufen kann. Dabei bleibt der Weg zurück immer offen! Auch hier darf der Hund das Bett jederzeit über den Stuhl wieder verlassen. Auch der korrekte Rückweg sollte dem Hund vorher gezeigt werden, ein Sprung aus dieser Höhe auf den in der Regel glatten Einrichtungsboden kann auch für große Hunde schmerzhaft und für uns teuer enden. Das Testen des Hundes auf Eignung für einen Pflegebettbesuch ist zugleich auch eine gute Simulation für den Menschen des Teams. Sich selber einmal regungslos in ein (Pflege-)Bett zu legen, regungslos, vielleicht blind (Augen zu) oder taub (Kopfhörer auf) zu liegen und dann zu erspüren, wie sich der Hund auf dem Bett an mir als „hilfloser“ Person anfühlt, erweckt ein ganz neues sensibleres Bewusstsein für diese Art der Einsätze.

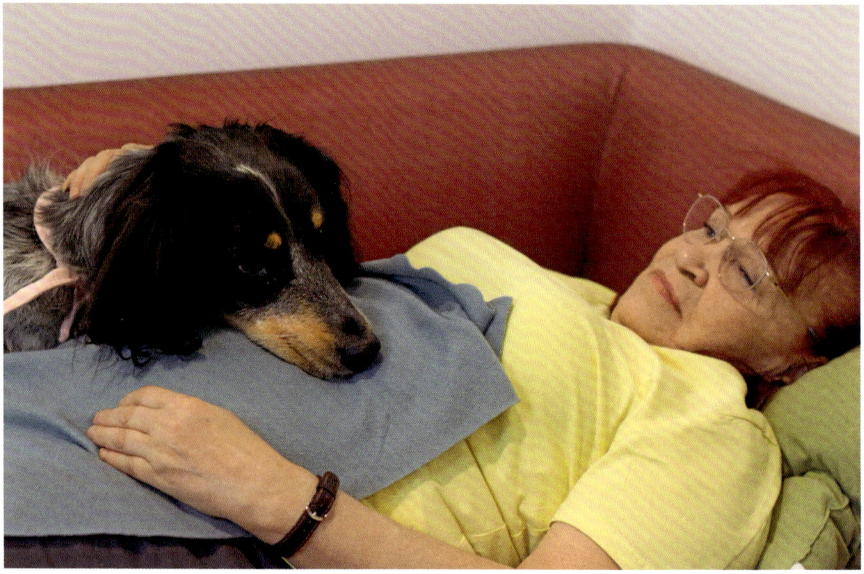

Suri darf hier schon etwas höher als hüfthoch liegen und aktiviert zudem über den auf den Brustkorb aufgelegten Kopf.

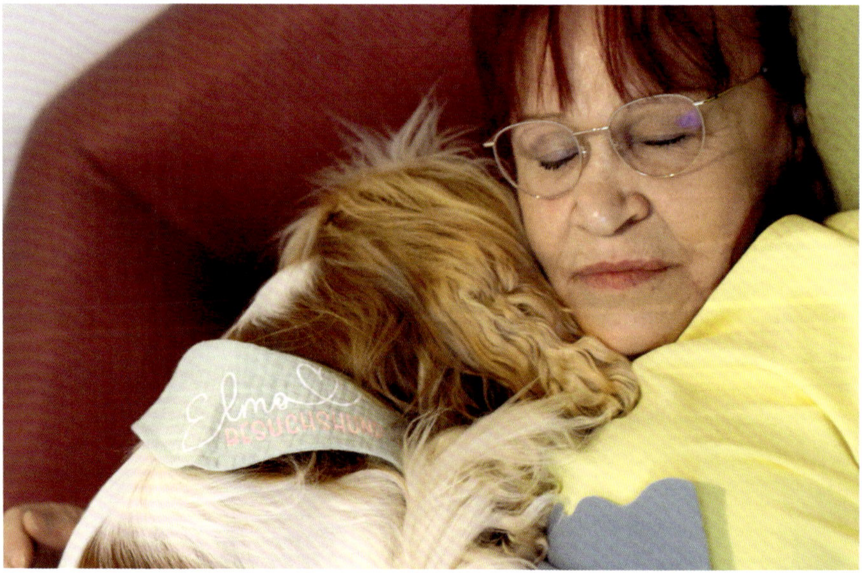

Vertrauen pur muss bestehen, wenn der Hund neben dem Kopf ein Leckerli fressen darf.

7. Abschied nehmen

Was man tief in seinem Herzen besitzt, kann man nicht durch den Tod verlieren.
(Johann Wolfgang von Goethe)

Das Abschiednehmen von lieb gewonnenen Menschen gehört auch zu der Tiergestützten Arbeit in Senioreneinrichtungen. Schnell hat man nach einigen Besuchen Personen, zu denen man besonders gerne geht und dann sind sie plötzlich und vielleicht überraschend eines Tages nicht mehr. Man weiß natürlich, dass man während der Besuche auch mit dem Tod konfrontiert wird, manchmal fällt es aber besonders schwer. Was dann?

In vielen Einrichtungen gibt es mittlerweile Abschiedsrituale. Weit verbreitet sind dabei Abschiedsaltare mit Bild und brennender Kerze oder Gedenksteine, die man beschriften kann und dann in den Garten oder einen Teich legt. Diese Rituale sind in der Regel für alle zugänglich. Hier kann man sich in Ruhe an die verstorbene Person erinnern und Abschied nehmen.

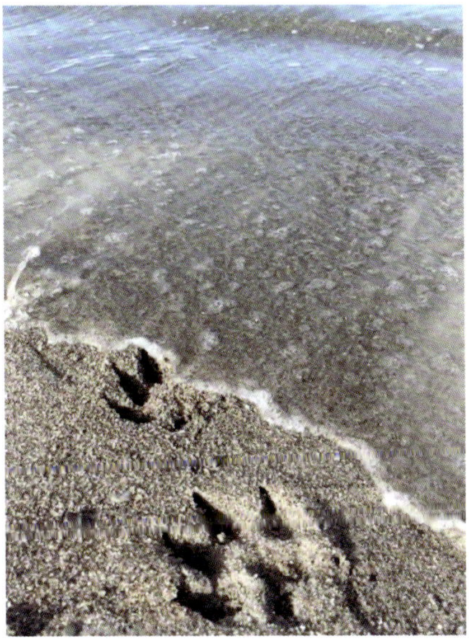

Ich bevorzuge einen ruhigen Spaziergang mit meinem Hund am See und erinnere mich bewusst an die Person.

Man kann aber auch bei sich zu Hause einen ganz persönlichen Weg des Abschiednehmens gehen. Nachfolgend einige Beispiele:

- **Spaziergang:** Beim nächsten Spaziergang mit dem Hund wird sich noch einmal aktiv an die Besuche bei der verstorbenen Person erinnert, an die schönen und schwierigen Momente.

- **Stein:** Es wird ein schöner Stein gesucht, dieser wird an einer Stelle im Garten oder beim Spaziergang symbolisch für den Abschied abgelegt, kann bei Bedarf aber wieder aufgesucht werden.

- **Brief:** Es wird ein Brief an die verstorbene Person geschrieben, in dem noch einmal das Erlebte und Besondere der Person geschildert wird.

- **Gespräch:** Ein Gespräch mit dem Partner oder besten Freund hilft Abstand zu gewinnen und Trost zu bekommen.

- **Kerze:** Eine Kerze erinnert mit ihrem Abbrennen an das erloschene Leben.

- **Foren:** Im Internet gibt es unter dem Suchbegriff „Trauer“ verschiedene Foren, in denen man digital eine Kerze anzünden, einen Stein beschriften und vieles mehr machen kann.

- **Feder:** Ein indianisches Ritual besagt: Wenn man ein Feder draußen ablegt und diese dann im Wind wegfliegt, fliegt die Seele der verstorbenen Person mit dieser Feder in eine schöne Welt davon.

Wenn das nicht reicht, kann ein Gespräch mit dem Sozialarbeiter oder Ehrenamtsmanager der Einrichtung helfen. Man sollte sich wegen dieser Gefühle nicht schämen – wer trauert zeigt, dass er die Besuche gerne und mit viel Herz macht, dass dabei auch engere Bindungen entstehen, ist menschlich!

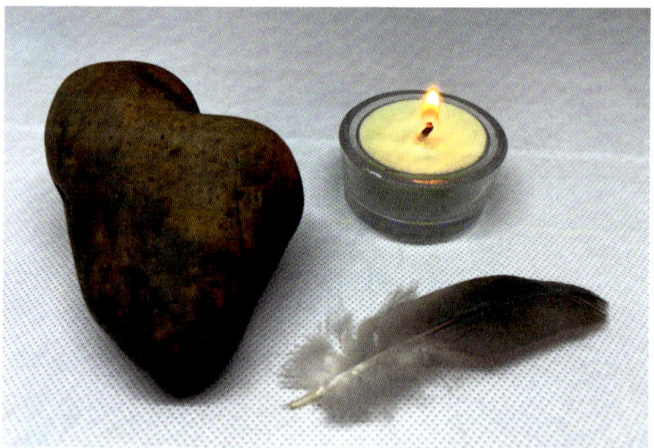

Erinnerungstein, Kerze bewusst abbrennen lassen, einer Feder beim Wegwehen zusehen, oder doch etwas ganz anderes – Rituale zum Abschied tun gut.

8. Ja zu Fehlern – eine Fehlerkultur etablieren

„Wer glaubt, seine Methode gefunden zu haben, mag in sich gehen und gründlich nachforschen, ob nicht ein Teil des Gehirns eingeschlafen ist!“
(Henry Ford)

Jetzt sind wir schon fast am Ende des Buches angelangt und an dem Kapitel, bei dem ich persönlich lange mit mir gerungen habe, ob ich es schreibe oder nicht. Aber warum eigentlich nicht? Es gehört mit zu einem ordentlichen Qualitätsmanagement, dass man seine Einsätze reflektiert, eventuelle Fehler erkennt und später möglichst nicht mehr macht. Ohne Fehler wäre keine Entwicklung möglich und in dieser befinden wir uns doch alle in unserem doch recht jungen Einsatzgebiet der Tiergestützten Interventionen.

Es gibt kleinere Vorfälle wie etwa, dass der Hund im Einsatz beschwichtigt, da heißt es genau beobachten und den Einsatzrahmen entsprechend anpassen, damit das zukünftig möglichst nicht mehr passiert. Es gibt aber auch Aktivitäten, welche man (heute) nicht (mehr) machen sollte.

Die IAHAIO zählt dazu im White Paper (2018) auf: „Problematische Aktivitäten und Therapieübungen sind unter anderem über das Tier springen oder sich über das Tier beugen; das Verkleiden von Tieren mit menschlichen Kleidungsstücken oder Kostümen; das Anlegen von unbequemen Accessoires (mit Ausnahme von kennzeichnenden Halstüchern, Wetterjacken, speziellen Socken, die für Tiere angefertigt wurden); das Verlangen von physisch unnatürlichen oder stressauslösenden Tätigkeiten (z. B. Kriechen, lehnen oder sich biegen, schwere Sachen ziehen), oder Vorführungen und Übungen durchführen, die solche Bewegungen und Körperhaltungen verlangen. Klienten sollten zu jeder Zeit und überall (z. B. in Schulen, therapeutischen Praxen, Seniorenheimen) beaufsichtigt werden, um sicherzustellen, dass die Tiere nicht geärgert werden (z. B. an den Ohren/dem Schwanz ziehen, darauf klettern oder drunter kriechen) oder auf andere Weise abnormal behandelt werden, was sowohl die Klienten selbst als auch die Tiere gefährden könnte."

Soweit dazu – und ich? Über ein Jahrzehnt bevor das White Paper erschienen ist, habe ich mich nicht immer an alles oben Beschriebene gehalten. In meinen Anfangszeiten gab es wenig Literatur und keine wirklichen Standards, man hat gemacht, wie man dachte, dass es richtig sei. Es gibt Einiges, was ich heute anders machen würde. Diese Beispiele enthalte ich den Teilnehmern meiner Weiterbildungen nicht vor und daher gehören sie auch in dieses Buch.

Ich würde keine „Massenbesuche" mehr machen, eine ganze Station pro Besuch und dabei doch recht viele Personen in Einzelbesuchen zu besuchen war ein Marathon für meinen Hund und mich. Ebenso sind Gruppengrößen bei mir mittlerweile auf maximal sechs Personen pro Gruppe beschränkt. Ein Einsatz dauert hier maximal 30 Minuten, eher 20 (Konzentrationsspanne bei Demenz), wobei ich höchstens zwei Gruppen pro Einsatz besuche. Früher war ich auch mal zwei Stunden (mit Pause) in einer Einrichtung. Wir können heute gezielt einzelne Personen mit unseren Besuchen erfreuen, können aber niemals zu einem Besuch alle Bewohner einer ganzen Einrichtung erreichen. Auch wenn sich das die Einrichtungsleiter oft anders vorstellen. Wenn der kleine Finger gereicht wird, sollte es auch der kleine Finger bleiben und nicht den Besuchten zuliebe die ganze Hand werden. Wir sollten hier auch auf uns und unseren Hund achten. Qualität vor Quantität empfinde ich hier als wichtig.

Ich habe nichts gegen Tricks bei Hunden und meine können auch welche, da ich die gemeinsame Zeit des Erlernens als sehr beziehungsfördernd sehe und meine Hunde zudem damit mental auslasten kann. Tricks ritualisiert in den Besuchsphasen zu verwenden, davon bin ich aber schon lange abgekommen. Früher winkten meine Hunde noch zum Abschied, mittlerweile bin ich jedoch auf andere optische Signale ohne aktiven Hund übergegangen, um den Besuchten den Abschluss des Besuchs zu visualisieren (S. 114). Dass die Hunde auch ein klares „Jetzt habe ich Feierabendsignal" haben, finde ich ebenso wichtig, das habe ich auf S. 114 ff. schon erörtert. Das Winken kann man durchaus als Instrumentalisierung

In der Ursprungsausgabe dieses Buches ist das ritualisierte Abschiedswinken noch mit erwähnt gewesen.

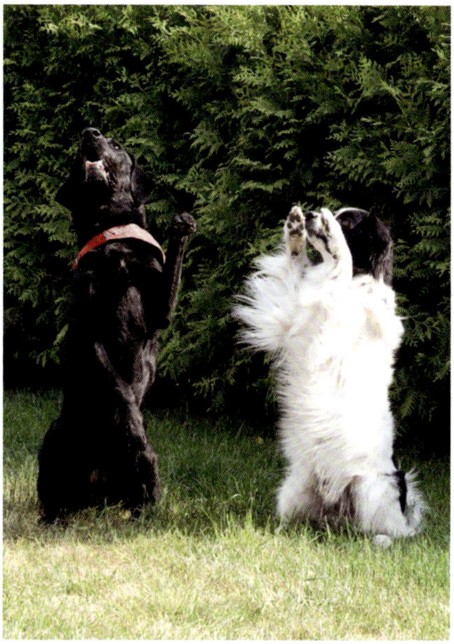

sehen, da es sich hier um keinen natürlichen Bewegungsablauf des Hundes handelt und er eine „vermenschlichte“ Geste zeigt.

Zum Beginn meiner Tiergestützten Interventionen als Besuchshundeteam habe ich meine Hunde auch noch verkleidet. Leider gab es von meinem damaligen Besuchshundeverein, über den meine ersten Hunde geprüft wurden, dazu keine Vorgaben – rückblickend hätte ich es mir gewünscht. Aber selbst meine damalige Hundeschule feierte regelmäßig Feste mit verkleideten Hunden – Fasching oder Halloween etwa. Wie hätte man es da besser wissen sollen? Irgendwann fühlte es ich falsch für mich an, da machte ich es nicht mehr, heute besteht für mich bei diesem Thema gar kein Diskussionsbedarf mehr. Es sollte nicht sein, genauso wenig wie Hunde bemalt werden sollten oder mit Klammern Aufgaben an ihnen festgemacht werden.

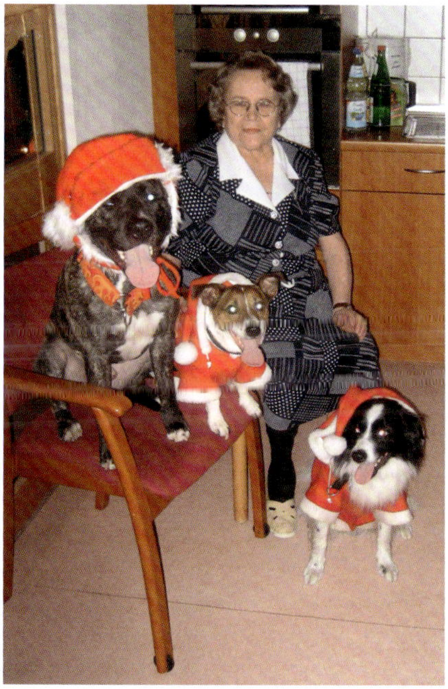

Verkleiden von Hunden sollte spätestens heute nicht mehr erfolgen.

Früher hatten meine Hunde im Einsatz Hundegeschirre des Modells „Norweger“ um. Es gab aus meiner

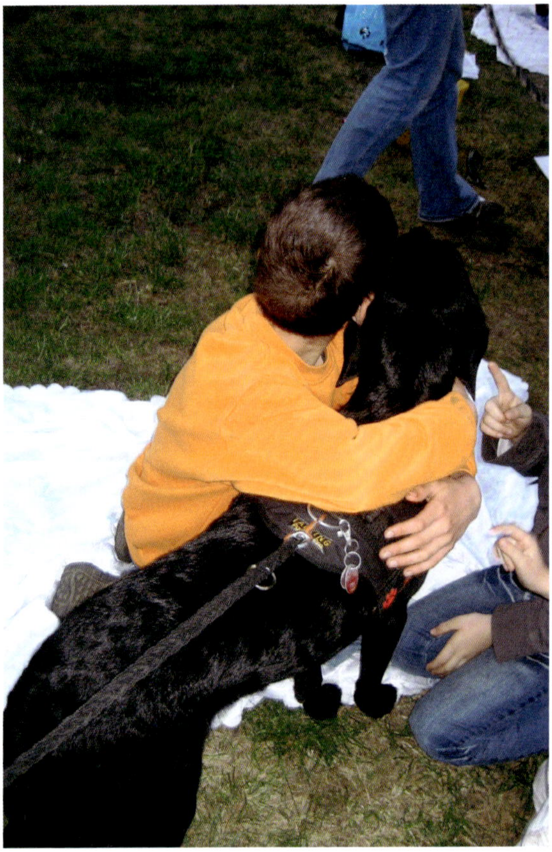

Stella hat ein Norwegergeschirr um (1) und darf kurz an der Leine (2) umarmt werden (3) – das sind aus heutiger Sicht drei „Es tut mir leid, liebe Stella!"-Situationen auf einem Foto.

Sicht damals nichts Besseres für den Hund auf dem Markt. Früher? Ja vielleicht haben Sie es bemerkt, einige alte Bilder in diesem Buch, welche ich bewusst drinnen gelassen habe, zeigen noch Hunde mit diesem Geschirr. Heute laufen sie mit Geschirren in Y-Form. Diese sind deutlich besser auf die Ergonomie des Hundes abgestimmt und schränken diesen bei guter Passform nicht ein. Norwegergeschirre schränken die Bewegungsfreiheit der Hundeschulter ein, zudem nahmen unsere damaligen Modelle viel Streichelplatz am Rücken weg und verleiten somit zum Streicheln auf dem Kopf.

„Ich möchte doch nur einmal kurz umarmen!“ Nein – sage ich heute konsequent dazu und erkläre auch, warum. Noch schnell ein Foto machen wie früher (siehe oben), wäre heute nicht mehr möglich. Ich möchte nicht mehr, dass meine Hunde in eine solche Situation des Aushaltens (siehe Stellas Ohren auf dem Foto, sie lässt es über sich ergehen) gebracht werden. Sie lernen, sich aktiv zu entziehen, wenn sie sich nicht wohlfühlen (Arbeit ohne Leine) und werden für ein solches Verhalten auch verstärkt. Das gilt auch für Streichelsituationen, ganz am Anfang hatte ich die Hunde noch über ein „Sitz“ quasi neben den Besuchten zum Streicheln platziert. Heute suchen sie sich selber aus, von wem sie gestreichelt werden möchten, durch diese Autonomie gehen sie in der Regel auch alle Teilnehmer bei Gruppenbesuchen ab und lassen sich kurz verwöhnen. Ein Vorwurf einer Kollegin im Seniorenheim war einmal, dass meine Hunde sich gar nicht streicheln lassen, da sie es von einem anderen Therapiebegleithund anders gewohnt war. Nachdem ich ihr erklärte, dass sich meine Hunde sehr wohl streicheln lassen, aber eben nicht minutenlang neben einer Person ausharren müssen, sondern autonom entscheiden können, änderte sich ihre Einstellung. Sie verstand schnell, dass diese kürzeren Begegnungen als gewohnt dennoch eine viel größere Selbstwirksamkeit bei den Besuchten sowie ein größeres Gefühl von „Der Hund mag mich“ hervorriefen.

Fehler macht man, sie gehören dazu, sie sind nicht schlimm! Auch ich werde noch viele Fehler machen, das kann man nicht verhindern und sie sind Ressourcen für die eigene Tätigkeit. Wenn ich diese mitbekomme, werden sie reflektiert und die Rahmenbedingungen angepasst. Videos helfen mir sehr, mich zu reflektieren, ebenso die Broschüre „Qualitätsentwicklung und Qualitätssicherung in der Praxis tiergestützter Interventionen“ *(Wohlfarth; Olbrich 2014)*, deren Leitfaden ich auch im Sinne einer positiven Fehlerkultur einmal im Jahr ausfülle.

„Wer noch nie einen Fehler gemacht hat,
hat sich noch nie an etwas Neuem versucht.“
(Albert Einstein)

Dieses Kapitel ist mit dem der Neuauflage verfasst worden (2023), natürlich entwickelt sich die Tiergestützte Intervention immer noch weiter und ich mich als Mensch in diesem Prozess, sodass es sein kann, dass ich hier zukünftig noch weitere Beispiele, welche heute vertretbar finde, aufführen könnte. In diesem Sinne möchte ich dieses Kapitel abschließen. Jedoch sei mir noch ein Wunsch erlaubt: ich wünsche mir, dass wir nicht denken, dass wir die eierlegenden Wollmilchsäue sein müssen, das können wir nicht und das führt zu Fehlern!

Wir sind ein kleiner Glücksmoment in vielen Biografien und wir werden das auch weiterhin sein, wenn wir gut auf uns aufpassen!

Vielen Dank für die wertvolle, nicht immer fehlerfreie Arbeit, die Sie mit Ihrem Vierbeiner leisten und die Zeit, die Sie sich genommen haben, um dieses Buch zu lesen!

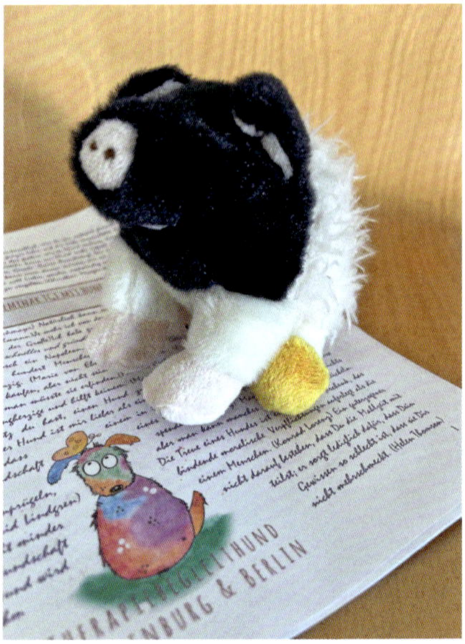

Die eierlegende Wollmilchsau benötigt wirklich niemand – außer Dozenten, um zu zeigen, wie es nicht gemacht werden sollte.

9. Downloadbereich

Alle Dinge sind schwer, bevor sie leicht werden.
(Thomas Fuller)

Damit es für Sie etwas leichter wird, habe ich Dokumente als doc und pdf für Sie im Downloadbereich bereitgestellt. Sehen Sie die Option der folgenden Vorlagen bitte als Angebot, welches aber immer auch kritisch hinterfragt und individuell auf Ihre Einrichtung angepasst werden muss.

Im Downloadbereich sind folgende Materialien bereitgestellt:

1. Konzept
2. Mitarbeiterbelehrung
3. Einwilligung
4. Tierärztliches Gesundheitszeugnis
5. Prophylaxeprotokoll
6. Hygieneplanergänzung
7. Verletzungsprotokoll
8. Anschreiben Paragraf 11
9. Anschreiben Gesundheitsamt
10. Anschreiben Hundesteuerbefreiung
11. Anschreiben Finanzamt Steuererklärung
12. Vereinbarung Besuchshundteam mit der Einrichtung

13. Anschreiben BGW

14. Abrechnung Aufwandspauschale (Übungsleiterpauschale)

15. Einsatzdokumentation kurz

16. Einsatzdokumentation ausführlich

17. Deckblatt Einsatzordner

18. Checkliste für den ersten Einsatz

19. Stressprotokoll

20. Tier-Biografiebogen

21. Fortbildungen Dokumentation

22. Bestätigung Arbeitgeber zum Hundeeinsatz

23. Evaluationsbogen Eigenschaften Hund-Mensch-Team

24. Einsatzjahr

25. Team-Daten-Formular

26. Bescheinigungen/Einwilligungen

Sie erreichen diese unter dem QR-Code oder unter: *https://www.hundebuchshop.com/nextshopcms/Downloadbereich-Tiergestuetzte-Therapie-Senioren-Pflegeheim.htm*

10. Die Autorin

Der Kopf ist rund, damit das Denken die Richtung ändern kann.
(Francis Picabia)

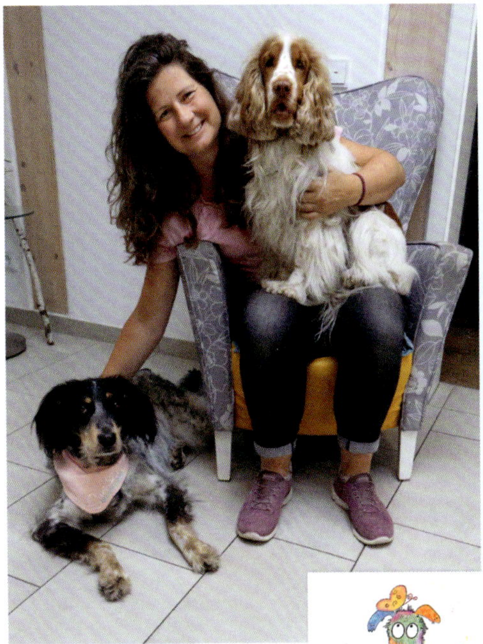

Ich habe in meinem Leben schon oft die Richtung geändert, ob nun beruflich oder auch in den Tiergestützten Interventionen. Ich, Anne Markgraf geborene Kahlisch (*1981) führte seit 2002 ehrenamtliche Besuche mit meinen Hunden durch. Später wurden es im Rahmen meines Abschlusses als Sozialpädagogin und nach dem Absolvieren einer Weiterbildung zur Tiergestützten Intervention auch berufliche Einsätze in der Psychiatrie. Hauptschwerpunkt war jedoch lange Zeit meine Tätigkeit in einer Beratungsstelle für Pflege und Demenz, hier besuchte ich mit meinen Hunden auch die Bewohner der Einrichtung meines Arbeitgebers. 2019 sattelte ich noch einmal um, studierte ein zweites Mal und bin jetzt Lehrerin an einer Grundschule. Meine Hunde begleiten mich jetzt ein bis zwei Mal pro Woche als Schulhunde mit in die Schule. Über ein Kooperationsprojekt besuche ich einmal wöchentlich mit einer kleinen Gruppe Sechstklässlern und einem Hund eine kleine Gruppe Senioren bei meinem alten Arbeitgeber und habe so immer noch Bezug zum Thema des Buches. Seit 2009 bildete ich Besuchshundeteams aus, seit 2013 auch Fachkräfte. Ich bin Mitglied im Bundesverband sowie im Qualitätsnetzwerk Schulbegleithunde. Über Therapiebegleithund Brandenburg & Berlin bilde ich aktuell zusammen mit meiner Hundetrainerin Lisa Hund-Mensch-Teams aus.

All das wäre nicht ohne meine tollen Hunde möglich gewesen. Sie waren für mich schon immer Partner in einem Team auf Augenhöhe. Diesen fünf möchte ich hiermit noch einmal herzlich danken – wir hatten/haben so viele tolle Momente miteinander und alle die nicht mehr hier sind – ihr werdet immer einen festen Platz in meinem Herzen haben! Danke an:

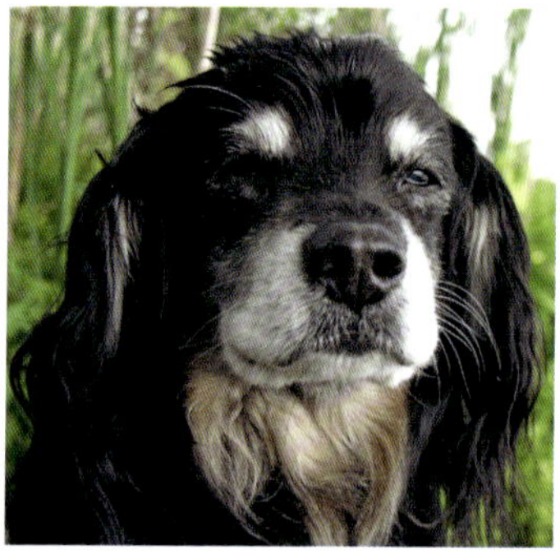

Timmi (Cocker-Mix aus dem Tierheim) – Du weiser, ruhiger Herzensbrecher. Mein erster Hund, ein absoluter Glücksgriff als erster Hund, nur Dank Dir bin ich jetzt da, wo ich bin – danke, dass Du da warst, Du hast mich viel gelehrt. Du fehlst!

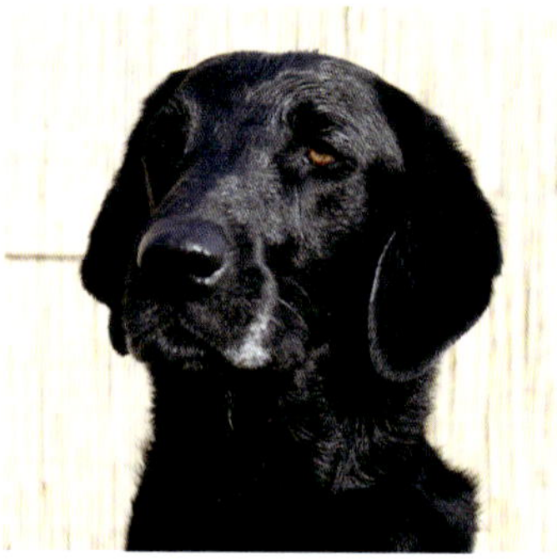

Stella (Labrador Retriever vom Züchter) – Du warst die perfekte Zugabe zu meinem Mann, als ich diesen kennenlernte und der perfekte Hund für unseren kleinen Sohn. Du hast immer gut auf alle aufgepasst zu Hause und im Einsatz. Mein „Sternchen" wir vermissen Dich!

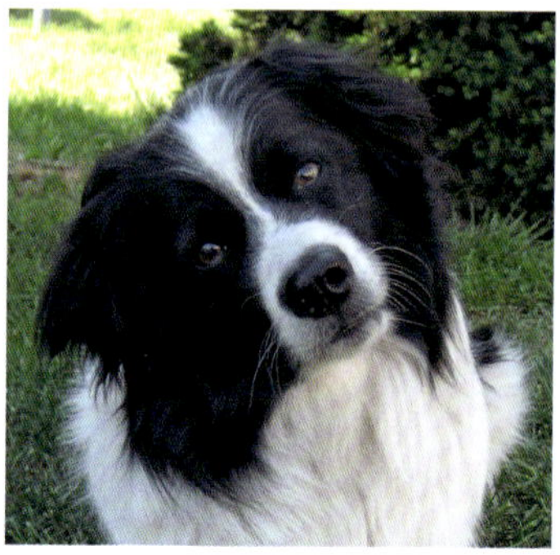

Tobi Tobehund (Border-Collie-Mix aus dem Tierheim), Du hast alles wirklich alles aufgewirbelt, aber auch alles mitgemacht, warst immer für einen Spaß zu haben. Du konntest bei uns kennenlernen, was Vertrauen ist und das vielfach in den Einsätzen weitergeben, auch Du fehlst!

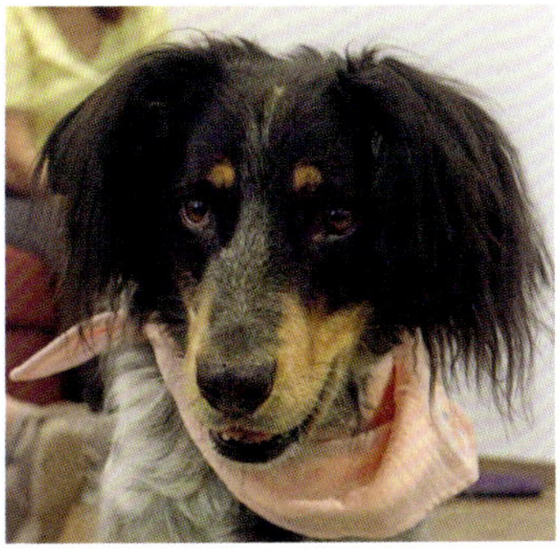

Suri (Collie-Schäferhund-Mix aus dem ungarischen Tierschutz), meine Prinzessin, Du liebst Deine Schüler und meinen Sohn und sie lieben Dich, Du bist ein so toller ruhiger und ausgeglichener Hund. Von Deiner Work-Life-Balance muss ich mir unbedingt noch etwas abschauen. Danke für die vielen tollen Momente!

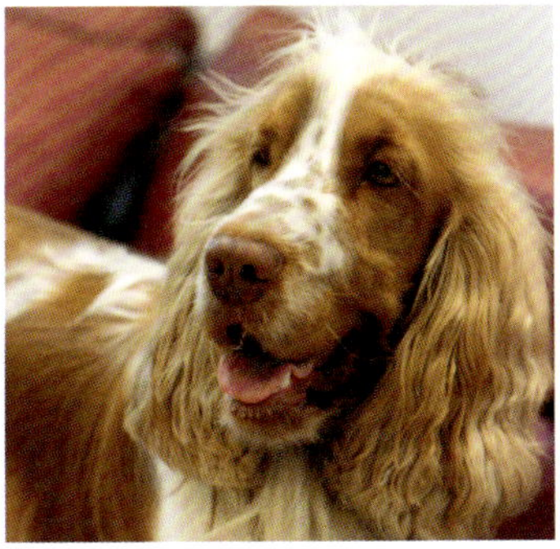

Elmo (English Cocker Spaniel vom Züchter) wir begeben uns gerade erst auf eine wunderbare Reise, alle lieben Deine lustige Art. Du bist ein Kuschelmonster, welches ich in der Form noch nie vorher hatte, mein erstes „weißes Blatt", mein erster Welpe, den ich hatte und ich bin so stolz auf das, was wir schon alles gemeinsam erreicht haben.

Kontakt gerne über:

- therapiehunde-brandenburg.de (unter anderem auch kostenloses Material zum Download)
- therapiehunde-brandenburg@gmx.de
- FB: Therapiebegleithund BB&B
- FB: Ideengruppe für Therapiebegleit-/Schul-/Besuchshunde
- Insta: Therapiebegleithunde.BB.B

11. Die Helfer

„Man kann nicht allen helfen", sagt der Engherzige und hilft keinem.
(Marie von Ebner-Eschenbach)

Ich möchte mich herzlich bei den vielen Helfern bedanken, die mich bei diesem Buch unterstützt haben:

- *meiner Familie* für so manchen Zeitmangel, der nicht übel genommen wurde.
- *Lisa-Christine Brüll* für Deinen Gastbeitrag und die sonstige Unterstützung.
- Den Fotografen *Andreas Blümel* und *Robert Dähne*, für die tollen Fotos.
- *Toralf Heider*, Fachkraft für gerontopsychiatrische Pflege und Betreuung, für das Vorwort und die inhaltliche Beratung zum Thema Demenz.
- *Christine Schulze*, Ergotherapeutin, für die inhaltliche Hilfe bei den Förderbereichen der Praxisbeispiele.
- Bei den vierbeinigen *Models* und deren Zweibeinern (alle sind geprüfte Therapiebegleit-/Besuchshunde-Teams im Einsatz), für die Geduld bei den Shootings und wertvolle Tipps zu neuen Übungen:
  - *Annika Rugen* aus Münster mit Basenji-Mix Bessy (Referentin an der SATTT, Logopädin, B. of Health)
  - *Christin Wittstock* und *Martin Schwiegershausen* aus Jena mit Golden Retriever Apoll (Studenten der Erziehungswissenschaften/Psychologie)
  - *Miriam Kiehne* aus Köln mit Mops Mona (Psychologiestudentin)
  - *Swantje Richter* aus Hamburg mit Golden Retriever Lina (Ergotherapeutin)
  - dem *SPZ Brandenburg* in dessen Räumlichkeiten die meisten Fotos entstanden sind (spz-brb.de).

12. Shoppingtipps

Nur wo Leere ist, kann Neues entstehen.
(Schaup, Stephan)

Noch Platz im Schrank? (Falls nicht, welchen schaffen, siehe Zitat.) Dann laden folgende Seiten zum Stöbern und (leider auch) Geldausgeben ein:

- tiergestuetzt.shop
- ernl.de
- tiloplus.de
- fellverliebt.shop
- tiergestuetztes-material-samt.de
- Die tollen Halstücher aus dem Buch bekommt man bei „liebsteslottchen.etsy.com“

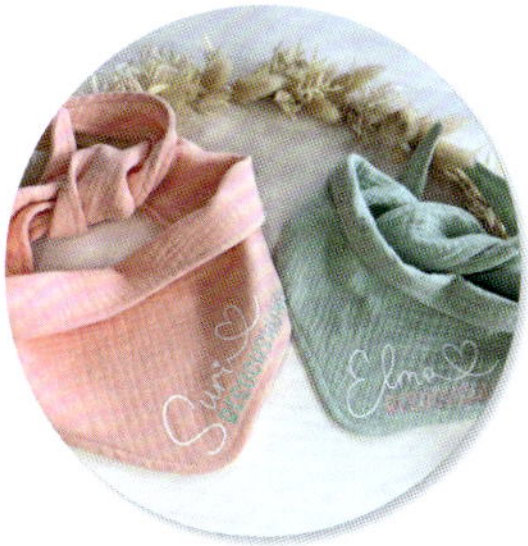

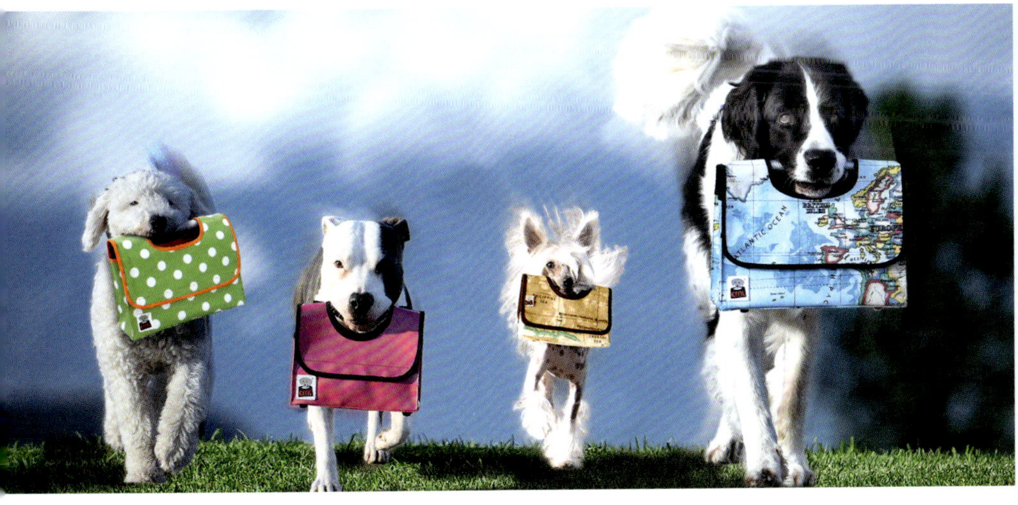

13. Literaturangaben

„Lesen stärkt die Seele."
(Voltaire)

Basisliteratur zum Einstieg in die Tiergestützte Intervention

Blesch K. (2020): Tiergestützte Therapie mit Hunden – Grundlagen, Tierethik und Praxis der therapeutischen Arbeit. Berlin, Springer Verlag ➔ Schwerpunkt Ethik

Foltin, S. (2022): Hundegestützte Intervention – Wissenschaft trifft Praxis – Ausgewählte Studien erklärt. Nerdlen, Kynos ➔ Studien zu Hunden und der Tiergestützten Intervention kurzweilig erklärt

Julius, H. et al.(2014): Bindung zu Tieren – Psychologische und neurobiologische Grundlagen tiergestützter Interventionen ➔ diverse Studien und Forschungsergebnisse rund um Tiergestützte Interventionen

Müller, A. C.; Lehari G. (2015): Der Therapiehund – vor, während und nach der Ausbildung. 3. Auflage, Reutlingen, Oertel + Spörer ➔ empfehlenswert vor der Anschaffung des Hundes

TVT (2018): Merkblatt Nr. 131.4 Hunde, Bramsche (tierschutz-tvt.de)

Vernooij, M.; Schneider, S. (2018): Handbuch der tiergestützten Intervention. 4. Auflage, Wiebelsheim; Quelle & Meyer Verlag → Grundlagenwerk

Wolfahrth R.; Mutschler B. (2022): Praxis der hundegestützten Therapie. 4. Auflage, München, Reinardt → Grundlagenwerk

Wohlfarth, R.; Olbrich, R. (2014): Qualitätsentwicklung und Qualitätssicherung in der Praxis Tiergestützter Interventionen, Download unter: isaat.org/de/standards-2/ (20.07.2023)

Sonstige Literatur zur Tiergestützte Intervention:

Foltin, S. (2023): Hundgerecht – Tiergestützte Intervention des Mensch-Hund-Teams. Bernau, animal Learn Verlag

Glenk L. M. (2014): Salivary cortisol and behavior in therapy dog during animal assisted interventions: A pilot study. Journal of Veterinary Behavior: Clinical Applications and Research

Greiffenhagen, S. (1991/2007): Tiere als Therapie: Neue Wege in Erziehung und Heilung. 2. Auflage/Nerdlen, Kynos Verlag.

Greiffenhagen, S.; Buck, O. (1997): Behinderte Menschen und Hunde. Referat zum Thema „Tiergestützte Therapie". Würzburg

Huck, D.; Huck, G. (2003): Die Steinfurter Therapiebegleithundmethode: Tiergestützte Therapie und Pädagogik. In: Ergotherapie & Rehabilitation. 7/2003.

IAHAIO (2018): White Paper, https://iahaio.org/wp/wp-content/uploads/2019/07/iahaio-white-paper-2014_18-german_final.pdf (16.07.2023)

IAHAIO (2013) Chicago declaration, iahaio.org/files/declarationchicago.pdf (20.07.2023)

Jacki, A.; Klosinski, G. (1999): Zur Bedeutung von Haus- und Heimtieren für verhaltensauffällige und psychisch kranke Kinder und Jugendliche. Die sogenannte tiergestützte Therapie aus kinder- und jugend-psychiatrischer Sicht. In: Vierteljahrsschrift für Heilpädagogik und Nachbargebiete. 4/1999

Kahlisch Markgraf, A. (2020): Tiergestützte Interventionen für Menschen mit Demenz. München, Reinhardt Verlag.

Kahlisch Markgraf A.; Grünig C. (2018) : Hunde in Kita und Vorschule. Nerdlen, Kynos

Kahlisch, A. (2015): 77 Arbeitsideen für den Besuchs- und Therapiehundeeinsatz. Nerdlen, Kynos Verlag.

Kellert, S.R.; Wilson, E.O. (1993): The Biophilia Hypothesis. Washington D.C., Island Press

Klimke, V. (2002): Gruppenbild mit Dackel: warum wir Tiere brauchen. Stuttgart; Leipzig, Hirzel

Konrad Lorenz Kuratorium; Forschungskreis Heimtiere in der Gesellschaft (Hrsg.), (o.A.): Zufrieden mit Katz und Hund. Formen gesundheitsfördernder und sozialer Wirkungen von Heimtieren auf den Menschen. Zürich, Hamburg

Kuratorium Deutsche Altershilfe (Hrsg.), (1998): Ein Plädoyer für die Tierhaltung in Alten- und Pflegeheimen. Argumente, Informationen, Beispiele, Tipps. Köln

Messerli Forschungsinstitut (2015) Prüfungsordnung für die Beurteilung von Therapiebegleithundeteams durch das Messerli Forschungsinstitut, Veterinärmedizinische Universität Wien

Nemeth, M. (2017): Beschwichtigen, Drohen oder nur Spielen? Die Signale des Hundes richtig deuten. Reutlingen, Oertel Spörer VerlAG

Olbrich, E. (2003): Biophilie: Die archaischen Wurzeln der Mensch-Tier-Beziehung. In: Olbrich, Erhard; Otterstedt, Carola: Menschen brauchen Tiere. Grundlagen der Praxis der tiergestützten Pädagogik und Therapie. Stuttgart; Franckh-Kosmos Verlag

Olbrich, E. (2001): Psychologie der Mensch-Tier-Beziehung: Ein Plädoyer für Ihre Anwendungen in Entwicklung, Erziehung und Therapie. Vortrag beim Kurs Tiergestützte Pädagogik/Tiergestützte Therapie. Wedemark

Olbrich, E.; Beetz, A. (2000): Tiergestützte Therapie – Was wirkt? In: Tagungsband: Tiere helfen Menschen. Tiere als therapeutische Begleiter. Stuttgart

Otterstedt, C. (2007): Mensch und Tier im Dialog. Stuttgart; Franckh-Kosmos Verlag

Röger-Lakenbrink, I. (2006/2018): Das Therapiehunde-Team. Ein praktischer Wegweiser. Mürlenbach/Eifel; Kynos Verlag

Schwarzkopf, A. (2011/2015): Tiere in Einrichtungen des Gesundheitsdienstes und der Pädagogik. Eine Handreichung zur Planung Tiergestützter Therapie aus hygienischer Sicht Aura, Institut Schwarzkopf GbR

Schwarzkopf, A. (2003): Hygiene: Voraussetzung für Therapie mit Tieren. In: Olbrich, Erhard; Otterstedt, Carola: Menschen brauchen Tiere. Grundlagen der Praxis der tiergestützten Pädagogik und Therapie. Stuttgart; Franckh-Kosmos Verlag

Tiergestützte, Ausgabe 1/2016, S. 32f., Definition der IAHAIO für Tiergestützte Interventionen und Richtlinien für das Wohlbefinden der beteiligten Tiere/PD Dr. Andrea Beetz, Dr. Katrin Hediger, Prof. Dr. Dennis Turner/in tiergestützte Nr. 1-2016

Tügel, H. (2001): Tiere als Therapeuten. Wie sie Menschen heilen helfen. In: GEO. 3/2001

TVT (2018 b): TVT-Informationsflyer zum TVT-Sachkunde-Test TGI Hund, Tiere im sozialen Einsatz, Bramsche (tierschutz-tvt.de)

Demenz:

Alzheimer Gesellschaft – diverse zum Teil kostenlose Publikationen unter: https://www.deutsche-alzheimer.de/publikationen (20.07.2023)

Bowlby Sifton, C.; Rüsing, D. (2008): Das Demenz-Buch. Bern; Verlag Hans Huber

Bundeministerium für Gesundheit (2019) Ratgeber Demenz, kostenlose Publikation bestellbar oder herunterladbar unter: bundesgesundheitsministerium.de

Grond, E. (2002): Demenz. In: Wolf, Manfred: Fachlexikon der sozialen Arbeit. 5. Auflage. Stuttgart, Köln; Kohlhammer

Kiefer, B.; Rudert, B. (2007): Der therapeutische Tischbesuch. Hannover; Vincentz

Zoutewelle-Morris, S.; Börger H. (2013): Wenn es Schokolade regnet: 99 kreative Ideen für die Arbeit mit Menschen mit Demenz. Huber, Bern

Sonstiges:

Bundesfinanzhof (2021): Schulhunde Anrechnung der Kosten bei der Steuer, https://www.bundesfinanzhof.de/de/entscheidung/entscheidungen-online/detail/STRE202150036/ (19.07.2023)

Coren, S. (2002): Die Geheimnisse der Hundesprache. Stuttgart, Franckh-Kosmos Verlag

Grogan, J. (2008): Mein Hund Marley und ich. In der Verfilmung von David Frankel 2008

Olbrich, E. (2001): Die Würde des Tieres. Beiträge aus Psychologie und Verhaltensbiologie. Manuskript eines Vortrages bei der Tagung „Die Würde Des Tieres“. Basel

Reifarth, W. (2002): Kommunikation. In: Wolf, Manfred: Fachlexikon der sozialen Arbeit. 5. Auflage/Stuttgart, Köln, Kohlhammer

Saint-Exupéry, A. de (2005): Der kleine Prinz. 15. Auflage/Stalling, Oldenburg; Karl Rauch Verlag

Tierschutzgesetz: https://www.gesetze-im-internet.de/tierschg/ (Stand 19.07.2023)

Watzlawick, P.; Beavin, J. H.; Jackson, D. D. (1969): Menschliche Kommunikation. Formen, Störungen, Paradoxien. Bern; Huber

Weber, A.; Schwarzkopf, A. (2003): Heimtierhaltung – Chancen und Risiken für die Gesellschaft. In: Gesundheitsberichterstattung des Bundes. Heft 19

Website Polarhunde (2009): Zitate zu Hunden: http://www.polarhunde-nothilfe.com/Wissen/Lyrics/lyrics_zitate.htm

Team-Daten

Allgemeine Daten:

Name Mensch: ....

Name Hund(e): ....

Geburtstag(e) Hund(e): ....

Hündin ○ *Rüde* ○

Rasse Hund(e): ....

Chip Nr. Hund(e): ....

Zugang am/von: ....

(verstorben am: .... *)*

Team-Weiterbildung / Prüfung(en):

bei: ....

am: ....

bei: ....

am: ....

bei: ....

am: ....

Einsatzort(e):

Name: ....

Adresse: ....

Kontakt: ....

Zeitraum des Einsatzes gesamt: ....

Name: ....

Adresse: ....

Kontakt: ....

Zeitraum des Einsatzes gesamt: ....

Name: ....

Adresse: ....

Kontakt: ....

Zeitraum des Einsatzes gesamt: ....

Name: ....

Adresse: ....

Kontakt: ....

Zeitraum des Einsatzes gesamt: ....

Bescheinigungen / Einwilligungen

Genehmigung § 11 TSchG Veterinäramt vom: ....

Information an das Gesundheitsamt am: ....

Versicherungsnachweis von: ....

Information an sonstige Entscheidungsträger (ggf. Genossenschaften, Ministerien, Geschäftsführung, sonstige Entscheidungsträger):

Wer:	**Informiert am:**	**Antwort am:**	**Ggf. Datum der Erlaubnis**

Einsatzjahr ....

Checkliste Rechtliches:

- *Alle notwendigen Einwilligungen der Klienten liegen vor.*
- *Mitarbeiterbelehrung wurde durchgeführt am: ....*
- *Konzept wurde überprüft/ aktualisiert am: ....*
- *Hygieneplan wurde überprüft/aktualisiert am: ....*
- *ggf. Nachprüfung erfolgte am: ....*
- *Sonstiges: ....*
- *Sonstiges: ....*

Checkliste Hund:

- *Tierärztliches Gesundheitszeugnis erstellt am: ....*
- *Wiederholungsimpfungen in diesem Jahr am: ....*
- *Einsatzzeiten sind:*

....

....

....

....

....

Stressprotokoll Hund im Einsatz

Stressprotokoll von: .... *von dem Einsatz am:* ....

Messzeit: ....

Einsatz bei: ....

Normwerte*				
	Entspannt zu Hause	**Kurz vor dem Einsatz**	**Direkt nach dem Einsatz**	**Bemerkungen**
Puls				
Atmung				
Temperatur				

* *Atemfrequenz: (20–30/min. → groß; 15–50/min. → klein, Welpe)*
Puls: (70–100/min. → groß; 80–130/min. → mittel; 90–160/min. → klein, Welpe)
Temperatur (37,5–39,0 °C/jüngere bis 0,5 °C höher/Fieber ab 39,5 °C)

Gezeigte Stresszeichen (z.B. Gähnen, Wegschauen, Pfötеln, Lecken, etc.)			
Stresszeichen	**kurze Situations-beschreibung**	**Intervention**	**Für das nächste Mal merken/anpassen**

Evaluation Beispieleinsatz

Für einen Hundeeinsatz bei: .... *Alter:* ....

Diagnose: ....

Defizit(e): ....

Ressource: ....

Zielformulierung für die Einheit: ....

....

....

Durchführung als: ○ *Einzelsitzung* ○ *Zweiersitzung* ○ *Teilgruppe* ○ *Gruppe*

Methodenwahl & Material: ....

....

....

Beobachtungen und Verlauf der Einheit (nach Otterstedt):

Kontaktaufnahme zum Hund / zur Fachkraft / zu weiteren Teilnehmern:

Entwicklung des Kontaktes zum Hund / zur Fachkraft / zu weiteren Teilnehmern (Interaktion / Kommunikation) während der Einheit:

Veränderung zu den vorherigen Einheiten?

Stimmung am Ende der Einheit:

Evaluation der Einheit:

Wurde die Zielsetzung erreicht? Wenn nicht, was wurde erreicht?

Positiv war:

Was war schwierig / Störfaktoren?

Zielformulierungen für die nächste Einheit / weiteres Verfahren:

Sonstige Informationen / Ergänzungen:

....

Datum *Unterschrift Hundeführer*

Meine Fortbildungen im Jahr ....

Datum	Titel	Veranstalter	UE	Online	Präsenz

UE gesamt: ....

Diese Titel könnten Sie auch interessieren:

Anne Kahlisch

77 Arbeitsideen für den Besuchs- und Therapiehundeeinsatz

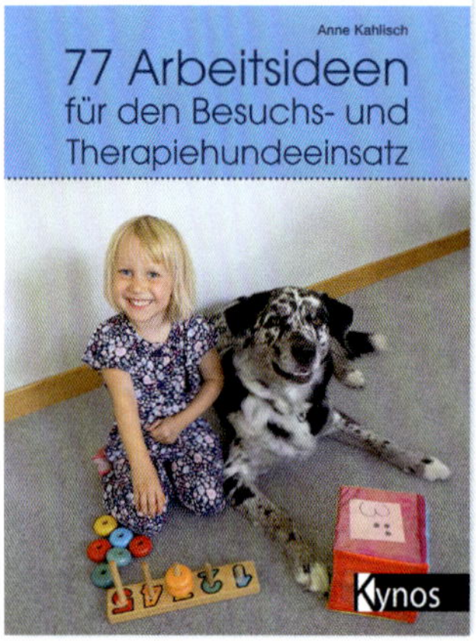

Die tiergestützte Arbeit mit Hund in Kinder-, Senioren- und Pflegeheimen oder anderen Einrichtungen hat in den letzten Jahren enorm an Verbreitung, Anerkennung und Professionalisierung gewonnen.
Fachliteratur zu theoretischem Hintergrundwissen und zur Ausbildung ist inzwischen ausreichend vorhanden, es fehlt den Hundeführern jedoch häufig an konkreten Ideen, wie sie die angestrebten Therapieziele wirkungsvoll und abwechslungsreich in die Praxis umsetzen können.
Dieses Buch schließt die Lücke, indem es 77 kreative Ideen für die Einsätze liefert – übersichtlich auf je einer Doppelseite dargestellt und mit Piktogrammen zu Eignung, Zielgruppe, Zeit- und Materialbedarf versehen.

Flexicover, 200 Seiten, farbig
ISBN: 978-3-95464-317-2

Dr. Sandra Foltin

Hundgestützte Intervention

Wissenschaft trifft Praxis - Ausgewählte Studien erklärt

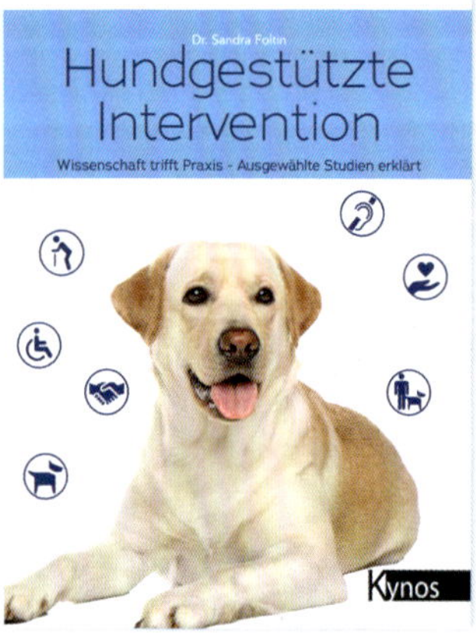

Viele Studien erforschen das Wohlbefinden des Menschen durch den tiergestützten Einsatz, aber nur wenige befassen sich mit dem Wohlbefinden des Hundes, der bei seiner Aufgabe oft immensen Belastungen ausgesetzt ist. In diesem Buch werden aktuelle Studien vorgestellt, deren Ergebnisse praxisrelevant für alle in der hundgestützten Intervention Arbeitenden sind, aber auch im „ganz normalen" Leben wichtige Informationen für unser Zusammenleben mit unseren Begleitern vermitteln. Übersichtlich zusammengefasst nach Themenbereichen wie Auswahl und Aufzucht des Therapiebegleithundes, Bindung des Mensch-Hund-Teams, Erziehungsstil, Persönlichkeit des Hundes, Lernen, Stressbelastung oder Qualität der Fortbildungen, wird hier der aktuelle internationale Forschungsstand zum Thema erstmals zusammenfassend ausgewertet und die jeweilige Bedeutung für die Praxis erklärt.

Hardcover, 352 Seiten, farbig
ISBN: 978-3-95464-284-7